あらゆるストレスが
消えていく

50の神習慣

東京大学名誉教授
矢作直樹

はじめに　～心を変えようと思わずに、まず行動を

私はこれまで心のありかたに関する本を何冊か書いてきました。いくつかの本が注目されたのは私の職業に理由があるからだと思っています。

私は平成二十八年三月まで、東京大学医学部附属病院で救急の責任者として働いていましたが、現職中の平成二十三年に『人は死なない』という本を出し、話題となったのです。

「現役の医師が、人は死なないと言っている」
「西洋医療の医師が死後の世界を話している」
「東大教授なのに魂の存在を信じている」などなど……。

しかし、私は今どきのスピリチュアル的な話をしたかったのではなく、**「昔ながらの日本人の死生観を持って、心穏やかにお過ごしください」**というご提案をしたかったただけなのです。

私は定年退官をして四年目になりますが、今は医療現場から退き、「矢作直樹事務所」を開業し、執筆や講演活動をしています。

講演会には老若男女さまざまな人に来ていただいていますが、死生観を含めた心の問題に関心が多いことがうかがえます。

例えば、次のようなことをお話ししています。

「すべてのことに感謝の気持ちを持つ」
「中今《なかいま》を生きる」
「お天道様に見守られていると感じる」

しかし、講演会の後にいただく質問で、答えに困るものがあるのです。「どうしたら、そう思えるのですか？」「わかっていますけど、心が乱れるんです」「仕事のストレスから離れることができません」「感謝の気持ちが大切なのはわかるのですが、今は身体がきつくてできません」といった質問です。

そして、親しい友人からは「矢作さんは普通にしていればいいと言うけど、矢作さんの普通と私たちの普通は違うと思う」とまで、言われてしまうのです。

そんなとき、私はある人の言葉を思い出しました。十九世紀の米国人哲学者、ウィリアム・ジェームズの言葉です。

「心が変われば行動が変わる。行動が変われば習慣が変わる。習慣が変われば人格が変わる。人格が変われば運命が変わる」

しかし、今回この本では、これとは逆のアプローチをしようと思います。

「心を変えようと思わずに、まず行動する。行動を無心に繰り返すことによって、習慣化する。習慣になれば、後から心が整う」

つまり、ストレスフリーで生きる習慣の提案です。

これまでの私の本は、ビジネス本や実用本コーナーに置かれることが少なかったので、これは私にとっても新しい取り組みです。

そして、せっかく習慣の本を書くのならば、ストレス社会で頑張る若い人たちへのメッセージとしたいと思いました。


私が若いときからしてきた習慣は何か？

そして、最近始めた習慣は何か？

自分はしてこなかったけれど、皆さんにおすすめしたい習慣は何か？


この本に押しつけはありません。目次も章立てもありません。ですから頭から最後まで一気に読み進めるのではなく、なんとなく開いたページを一日一個ずつ実行していただいても構いません。

本書で50の提案をしていますが、自分に合った習慣を実践してみてはいかがでしょうか。

心配せずに、まず行動です。

そして、それがいつの間にか習慣になったときに、「令和」の元号とともに、あなたの心は豊かに平和になるでしょう。

そうすれば社会が、日本が、そして世界が豊かに平和になるのです。

NONSTRESS METHOD 01

朝、目が覚めたら、大きく一回深呼吸をする

皆さんが、この本を読んでいるということは、今日、眠りから目が覚めたということです。目が覚めることは奇跡です。

奇跡的に、今日という日が始まったのです。

私は救急の現場でたくさんの患者さんを診てきました。多くの人が助かった一方で、助からなかった人もいます。

仕事を通して、一番残念に思ったことは、今、多くの人が生きていることを当たり前だと勘違いしているということです。

生きていて、当たり前。死は想定外。

戦後教育の中で、失ってしまったものの一つは死生観だと思います。

私の親の世代は大正生まれでした。多くの人が祖国を守るために戦い、命を失いました。ですから、生き残った人は、生きていることに申し訳なささえ感じていたようでした。だからこそ、亡くなった人の分まで頑張ろうとしてきたのではないでしょうか？

私が医師として、まだ駆け出しの頃は、医療も今ほど発達しておらず、今なら快《かい》癒《ゆ》が見込まれる病気で亡くなる人も多くいました。しかし、亡くなった患者さんの遺族からいつも労《ねぎら》いの言葉をいただいたものです。

「いろいろ手を尽くしていただいて、ありがとうございます」

今は、逆です。昔でしたら、助からないような状態でも、最新の治療とスタッフの熱意で延命できることも増えました。でも、しばらく持ちこたえた末に亡くなられたら、「東大病院に連れてきたのに、なんでおじいちゃんが死んでしまうの⁉」と、ご家族は気の毒なほど取り乱します。

人は百パーセントの確率で必ず死にます。
しかも、それがいつになるのか誰もわからないのです。
通勤中に事故に遭《あ》うかもしれません。
アルバイト中に災難に巻き込まれるかもしれません。
夜、寝ている間に心臓麻痺や脳卒中になるかもしれません。
ですから、今日、目が覚めたことは奇跡です。

私は目が覚めたときに、横になったまま、まず深呼吸を確かめるようにゆっくりしてみます。

しかも、一回だけ。
この後、無意識に吸って吐いてを繰り返すので、最初の一回くらいは意識的に大きく吸って吐いてみます。

吸ってから吐いても、吐いてから吸っても、自分のやりやすいほうでいいと思います。私がこれからご案内する習慣はきっちりとしたものではありません。ですから、皆さんがやりやすいように、自分にしっくりくる形でアレンジしてください。

深呼吸は立たないとやりにくいと思ったら、それもよいでしょう。

冬は寒いので、布団から出ずに、寝たままするでもよいでしょう。

十回くらいやらないと、やった気がしないというなら、たくさんするのもよいでしょう。

大切なことは、一日一回でいいので、**意識的に呼吸をしてみることです。**

人は寝ている間も休まず、一日二万回ほど、呼吸しています。

朝、目が覚めたら、大きく一回、深呼吸をしてみましょう。

「あっ、息が吸える！」

そう感動できるようになったら、自然と自分の身体に感謝し始めている証《あかし》です。

NONSTRESS METHOD 02

目が覚めたら寝室の植物に挨拶をする

私は東大病院に勤務しているとき、大学の研究室が私の家でした。

このようにお話しすると、「大変ですね。お忙しくて、ご自宅に帰れなかったのですね」と、皆さん同情してくださいます。

しかし、違うのです。自宅を持っていなかったので、本当に研究室に住んでいたのです。郵便物の宛先も文京区本郷の東大病院でした。ですから、四年前に退官するにあたって、最初に準備したことは住みか探しでした。

私物はとても少ないのですが、大学の数か所に置いていた書籍が多くあり、物件選びの条件はそれらが入ることでした。

ところが、運よく、取り壊し寸前の古い木造アパートに出会うことができ、今はそこを改築して、事務所兼自宅にしています。

そのとき、引っ越し祝いにランの花をいただきました。

私はそれまで、自分のプライベートな空間がほとんどなかったので、もちろん花を育てるようなことはしてきませんでした。

しかし、毎日、いただいた花を見ていると、その生命力に癒《いや》され、尊敬の念まで自然と湧《わ》いてくるのです。

最初の花が散ったとき、ネットで調べて、植え替えをしてみました。そうすると、また、それぞれの鉢で元気に成長するではありませんか。

そして、二年目も見事に咲いてくれたのです。


置き場所は日当たりを考えて、リビングから寝室に移動しました。ですから、目が覚めたとき、最初に顔を合わせるのが、ランなのです。


「おはよう。今日も元気そうだね」

心の中で、そう話しかけます。

日によっては、声に出しているときもあるかもしれません。

私は一人暮らしですが、ランやグズマニアなどの植物が家にありますので、彼らも家の住人です。

ガーデニングというより、一緒に住んでいるという気分です。

また、ときどき我が家に登場するクモや小さい虫にも話しかけています。植物も虫も生きているので、その反応を見るのはとても楽しいものがあります。

ですから、まずは挨拶です。


もちろん、家族と住んでいる人は家族の人に挨拶してください。

実家を離れて一人暮らしの人も、目が覚めて最初に目にしたものに挨拶してみてはいかがでしょうか？

私のように、植物でもいいし、あるいは猫などのペットを飼っている人はそのペットに向かって。

動植物でなくても、もちろんいいと思います。

例えば、部屋にある時計や本、カーテン、なんでも構いません。家の中で、皆役割を持って活躍しているモノたちです。

モノということは素粒子の集合ですから、波動を持っています。ですから、時計や本だって、日によって波動が違うかもしれません。

「おはよう。今日の調子はどう？」

相手への関心は、人間に限らず、すべてのモノへ向けてはいかがでしょう？　そのうち、挨拶した植物からの返事が聞こえてくるかもしれません。

NONSTRESS METHOD 03

自分に合った簡単な体操を続ける

私は四十五歳で救急の責任者を任されたとき、現場で文字どおり手足を動かして働いていました。とても多くの病床《びょうしょう》を少ないスタッフで回さなければいけなかったからです。毎日二～三時間の睡眠でした。

徐々にスタッフの数を充実させ、数年後には、私は管理業務に専念できるようになりました。

そして、退官後は「はじめに」で述べたように、執筆活動が多くなりました。宮仕えが終わり、自由人になったので、精神的にはかなりラクになりました。

しかし、長年の無理がたたったのか、座業《ざぎょう》の多さからか、数年前から腰痛を感じるようになったのです。

この本をご覧で、長時間、イスに座る仕事をしている方は、多かれ少なかれ、肩や首、そして腰の痛みに悩まされているのではないでしょうか。

あるとき、私はネットで「キャット&ドッグ」という体操を知りました。

四《よ》つん這《ば》いになって、猫のように背中を丸める。次に、犬のように背中を反《そ》る。このときに頭も背骨の動きに連動させて、猫のポーズのときは顎《あご》を引き、犬のポーズのときは顎を上げます。

この体操は簡単なので、気に入り、毎朝するようになりました。そのとき、腰にエネルギーが入るイメージをします。

すると、体操の後、腰痛を感じなくなったのです。

仰向けに寝ているときは腰に負担がかかりますので、朝、起きたときには重さを感じることは今でもあります。しかし、この体操をすれば、起き抜けに感じた重さもなくなっていくのです。

もちろん、すべての健康法や体操の効果というのは個人差がありますが、まずは、

「キャット&ドッグ」も試す価値はあるかと思います。

そして、どうもこの方法は合わない、あるいはもっと好きな体操があるという人は、ご自身でしっくりくる体操をしてみてください。大切なのはどの体操をするかではなく、体操を続けるということです。

続けるにはいくつかのコツがあると思います。

まずは、自分がしっくりくるお気に入りの体操を見つけることです。

テレビで紹介していたものでも、自分流にアレンジすればいいのです。速さや回数は自分で決めましょう。

あるいは、その日の調子によって、変えてもいいでしょう。

むやみに人の真似をしたり、自分で窮屈《きゅうくつ》な決まりを作ったりする必要はありません。三日坊主になったとしても、四日目にまたやればいいのです。

次に、自分の身体との対話を楽しむことです。

痛みや重さも単なる不快な苦痛ではなく、身体からあなたへのコミュニケーションなのです。

「今日はここが痛いのか。じゃ、こういう風に伸ばそうか」

「今朝は腰が重いから、そこにエネルギーを入れていこう」

調子が悪い身体に恨みを言ってはいけません。**むしろ、感謝と労《いた》わりを伝えましょう。特に、心臓の真ん中に感謝を伝えるのは良いことのようです。**もちろん、イメージで結構です。

例えば五十歳の人だったら、「五十年間も休まず働いてくれて、ありがとう。私が眠っているときも、寝ずに働いているね」と心の中で唱《とな》える。


本当に心臓は働きものです。

ついつい仕事へのグチが多くなる現代社会ですが、心臓に比べたら、私たちははるかに休みが多いのです。

せめて、簡単な運動を二日に一度でも、一週間に一度でもいいので、続けてみましょう。でも決して無理はなさらずに。

NONSTRESS METHOD 04

神様に挨拶をする

数年前に伊勢神宮にお参りに行きました。そのときに、私はお札と小さい神棚《かみだな》を求めました。

もちろん、病院住まいのときには、神棚はありませんでした。

しかし、いつでも神様にお祈りすることはできます。心の中で、手を合わせれば、神様に祈りを届けることはできるからです。

それなのに、私が神棚を求めた理由は、数年ぶりにプライベートな空間を持つことができた喜びからでした。

まさに、自宅というのは自分の好きなものを好きなように置ける空間。

家族が多い人は、自宅といえども、自分だけの空間というものを持つことが難しいかもしれません。それでも、自分の欲しいものを買って、それを家に置いておく自由は、ある程度あると思います。

私も六〇歳を過ぎて、ようやく自分の空間というものを持てたので、神棚を置いてみたくなったのです。やはり、**神棚のような場所があると、そこに祈りを届けることも習慣化しやすくなると思います。**

神棚は一階のリビングにあります。私は二階の寝室から下りてきて、最初にすることが神棚に向かって手を合わせることです。

そのとき私は次のような言葉をお伝えします。

「天神（あまつかみ）・地祇（くにつかみ）・八百万（やおよろず）の神々様、皇祖皇宗（こうそこうそう）から続くすべてのご先祖様、国家の平安と繁栄、皇室の弥栄(いやさか)、国民の安寧と幸福をお守りくださいまして、ありがとうございます」

最近は洋間が多くなったことや、集合住宅で手狭《てぜま》なことが理由で、神棚を置かなくなった家が多いと聞いています。

昔の家は大きな仏壇と神棚が同じ部屋にあり、まさに神仏習合の日本の良い習慣を体現していました。まさに「神様、仏様、ありがとうございます」と祈るのです。もちろん、形にこだわる必要はありませんが、何か祈りの対象物があったほうが、意識を集中しやすいと思います。

そして、我が家の神棚の下には私の両親の写真が置いてあります。私の父は平成十四年、母は平成十九年に亡くなりました。いつも、私のことをあの世から見守ってくれているという実感があります。ですから、**神様に祈りを届けると同時に、両親への感謝も伝えています。**

もちろん、その日によって、言葉を変えてもいいでしょう。しかし、習慣化するにあたっては、言葉を決めておくといいと思います。あるいは、形を決めておくといいかもしれません。

例えば、従来のように「二礼二拍手一礼」で手を合わせる。

スピリチュアル・カウンセラーの並木良和《なみきよしかず》さんは「三礼三拍手一礼」をしているそうです。

もし、神棚や仏壇がなかったら、それにこだわる必要もありません。

私の友人はキャビネットの上に神社のお札を立て掛けています。お札の他にお守りや、自分が気に入ったものを置いて、神聖な場をつくっているそうです。

神様に挨拶するということは、本当の自分に挨拶するということです。

ですから、神棚もお札もない方は、仕事や遊びに出発する前に、鏡に向かって挨拶するのもいいかもしれません。

もちろんお化粧のタイミングでも大丈夫です。

「かがみ（鏡）」から「が（我）」を取れば「かみ（神）」になるのですから。

NONSTRESS METHOD 05

朝食のパターンを決めて一日を気分よく始める

本書では日々の習慣のご提案を皆さんにしていますが、それは取りも直さず、私がズボラだからこそ、だと思います。

そのつど考えるのが面倒だから、あらかじめ決めておくと、何も考えずにその用意ができます。

その最たるものが、朝食です。

ズボラな私は、朝食がおろそかにならないようにメニューをあらかじめ決めていますが、スムージーとナッツ類は必須です。数年前、義理の妹に使いやすいミキサーを紹介してもらい、以来、朝食はスムージーを中心としています。

ちなみに、野菜は小松菜、キャベツ、レタスやニンジン、果物はリンゴ、バナナなどを入れます。また、アマニ油、オリーブオイルやきな粉も入れます。そのときに冷蔵庫にあるものを入れるので、美味しくできるときもあれば、今一つというときもあります。

野菜や果物は近所のスーパーで買い求めますが、友人知人が、無農薬で作ったものを送ってくれるときもあります。ありがたいことです。

何を入れても、スイッチ一つでスムージーになるので、ズボラな私にピッタリの調理法です。

そして、サラダにして食べるよりも一度に多くの野菜や果物が食べられます。そのうえ、消化にもいいので、気に入った朝食メニューです。

ナッツ類はネットで買い求めていますが、ノンフライで塩分のないものにしています。母親がクルミを食べていたため、ナッツ類は昔から好んで食べていました。

その日の体調、冷蔵庫の中身によって、その他のメニューは変わります。

ゆで卵は一度にたくさん茹《ゆ》でるので、冷蔵庫に入っていれば朝食のメニューにプラスされます。ちなみに、ゆで卵は湯沸かしポットで茹でてしまいます。一度に八個は茹でられます。水を入れて、スイッチオン。沸騰してスイッチが切れたら、十二分待つだけ。これも、私のズボラ料理のレシピです。

また、食欲があれば、酵素玄米も食べたりします。酵素玄米というのは小豆が入った玄米で、寝かせることによってより多くの酵素が含まれる栄養食です。

こちらは圧力鍋で作るので、少々手間がかかります。ですから、私は友人が作ってくれたものを分けてもらっています。

人にお願いすることも遠慮なくできるようになると、選択肢はいろいろと広がります。これは食事のメニューに限らず、さまざまなことに言えると思います。

朝食メニューをご紹介しましたが、もちろん、食べないという習慣の人もいると思います。

それも、一つの習慣です。

朝は排せつの時間ですから、水などの水分以外取らないというのも立派な選択です。出勤の準備も忙しいでしょうから、決して、無理強《じ》いはしません。

何よりも大切なことは、**朝は一日の始まりですから、気分よくスタートさせるということです。**

それには、ある程度パターン化して過ごすことをおすすめします。特別なことをして、かえって時間を取られてしまったり、あれこれ無用なことを考えたりせずにすむからです。

朝食のメニューにしろ、着替えにしろ、あらかじめ何を食べるか、どんな服を着るか、何パターンか決めておくとよいかもしれません、

何事も習慣化できると、ストレスを感じなくなります。

昨日と同じ朝を迎えられたら、昨日と同じような朝を過ごしてみましょう。

NONSTRESS METHOD 06

近隣の人に自分から挨拶をする

挨拶が大切なことは言うまでもありません。

特に朝、「おはようございます」と明るく挨拶を交《か》わすことは一日のスタートとして大切です。

しかし、私のように一人暮らしだと、動植物に挨拶することはあっても、外に出ない限り人には挨拶できません。

幸いなことに、ゴミ出しがそのチャンスです。

私は大学病院に住んでいたときは、大学内の所定の場所にゴミを出していました。ですから、自宅を持って、初めに苦労したことはゴミの出し方でした。

町内で、出す場所や種類、日時が決まっています。私は引っ越し当初、近隣の方に大変お世話になりました。それ以来、道で会ったら、挨拶を交わしたり、立ち話をしたりするようになりました。

最近、都市部では近所付き合いというものが少なくなっていると聞いています。確かに、賃貸の集合住宅などに住んでいると、長く一つの場所に住む習慣がない人もいるのかもしれません。

また、ここ数年、在留外国人も増え、どのように近所付き合いをしたらよいのか、困っている方もいるかもしれません。

いずれにしても、自宅の周辺で、何回も顔を合わせる人は近隣の人です。まずは、自分から挨拶をしてみてはいかがでしょうか？

相手が無反応でも、多少迷惑そうな顔をしても、**「おはようございます」「こんにちは」ぐらいは、一〜二秒で言えます。損なことは何もありません。**

自分自身に言っているつもりで、声を出してもいいかもしれません。

最近は世知辛《せちがら》い世の中になったようで、「いかのおすし」という防犯用語がある

そうです。警視庁と東京都教育庁の合作だそうですが、子どもたちに、
○知らない人についていか」ない
○知らない人の車に「の」らない
○危ないと思ったら、「お」おきな声を出す
○その場から「す」ぐに逃げる
○大人の人に「し」らせる
と覚えてもらっているとのこと……。

このような指導を受け、小学校では「知らない人に自分から挨拶をしない」としつけているところもあるそうです。ですから、友達のお母さんでも、近所の顔見知りでも、自分があまりよく知らないと思ったら挨拶をしなくてもいいのです。むしろ、挨拶をしてはいけないと指導されるのです。

こういう習慣がある子どもたちはどういう大人になっていくのでしょう。

都市部と地方では挨拶の様子が違うと思いますし、もっとも違うのが山道での挨

拶だと思います。山ではすれ違う人と気軽に「こんにちは！」と声を掛け合います。高尾山のような簡単な山から、標高の高い山まで同じです。皆、自然に触れて、気分が良くなっているためなのか、表情もにこやかな人が多いです。特に、子どもたちから、いの一番に挨拶されるとこちらも元気が出ます。

私は基本的に自分のほうから挨拶をします。私ももう還暦を過ぎましたが、**挨拶するのに年功序列は関係ありません。**社会人になると、目下のものから挨拶をするように教育されるようですが、気づいた順番でいいのではないでしょうか？　上司か部下か、先輩か後輩か、あるいは好きか嫌いかなんて関係ありません。

今日は誰と会えるのでしょうか？

気持ちのいい一日にすべく、自分から挨拶をしてみましょう。

NONSTRESS METHOD 07

スマホを枕元に置かない

私はずっと普通の携帯電話を使っていましたので、実はスマートフォン（以下、スマホ）に替えたのはつい最近になってからです。

まだ、そんなに使いこなしていません。ですから、愛用している人の気持ちが正直わからないところがあります。電車の中はもちろんのこと、歩きながらスマホを見ている人が多いことに驚きを禁じえません。

多くの人が中毒のようにスマホから離れられないことは知っています。皆さんの手にスマホがいつもくっついていることから、私は「人工臓器」と呼んで揶揄《やゆ》しているぐらいです。

スマホ中毒の弊害はもう多くの人が指摘しているところだと思います。ですので、ここでは「どうしたら中毒から解放されるか」を考えたいと思います。

まず、スマホを目覚まし時計代わりにするのをやめてみてはいかがでしょう？

おそらく多くの人がベッドに入ってからもスマホの画面を見つめ、眠りに入るときも枕元にスマホを置き、充電をしていると思います。そして、目覚まし時計として使うと、朝起きて最初に触るものさえもスマホになるのです。

できれば、**寝室ではない離れたところに置くのはいかがでしょう？**

例えば、玄関や洗面所はいかがでしょうか。見えるところにあるから、触るのです。まずは、物理的に遠ざけることは効果的な対処法だと思います。

そして、朝のルーティンワークがすべて終わったら、初めて手に取るのです。

これで、一つ習慣が変わります。

次は移動の電車の中です。今では新聞や本を読む人をとんと見なくなりました。漫画雑誌も同様です。学生もサラリーマンも高齢者も、スマホを操作しています。

もちろん、仕事で使っている人もいると思います。メールチェックや調べものです。そういう方は、**使い終わったら「仕事は終わり」と心の中でつぶやいて、区切りをつけましょう。**区切りを付けずに、だらだらとネットやＳＮＳなどに流れないことが大切です。

では、通勤中や通学中の電車の中では何をしましょう？

私はよく人間観察をしています。スマホをしている人などを観察しているのです。楽しそうな顔をしているのならいいですが、たいていの人は無表情で、顔を下に向けています。まさに、首がカクッと曲がっていて、苦しそうな体勢です。他人のそんな姿を見ていると、そういう習慣は良くないな、とつくづく思うはずです。「人の振り見て我が振り直せ」とはよく言ったものです。

もし、**スマホを触るのならば、せめて美しい姿で操作したいものです**。しかし、どんなに美しい姿でも長時間は禁物です。

友人の十代のお嬢さんはスマホを持ちすぎて、右の小指が曲がったそうです。もったいないことです。

また、せっかくの休みの日なのに、スマホをいじってあっという間に時間が経ってしまったという人もいるかと思います。

もちろん、今日はこの動画を見ようとか、ネットで買い物をしようとか、目的がはっきりしていればいいのです。**問題は、だらだらと続けてしまうこと。**

こんなときも、電車の中での対処法と同じです。「はい、終わり」と心の中でつぶやきましょう。家にいるのでしたら、声に出してもいいかもしれません。


昨年、ソフトバンクが数時間、通信障害を起こしました。そのときに、多くの人が日常生活に支障をきたしたと言っています。いつ、大災害が来るかもしれません。毎月、第一日曜日はスマホ禁止の日と決めたりして、通信障害に備えるシミュレーションをしてもいいかもしれませんね。

私はときどき、山に行きますので、電波が届かないところに数日いることもあります。そういうときは、グーグルマップではなく、地図と磁石で方角を確認して、一人で山道を進むのです。

そういうときはもちろん、スマホは役に立ちません。

NONSTRESS METHOD 08

お腹が空いたら腹八分で食べる

食事の基本はお腹が空いたら食べる。

これは生物として当たり前のことです。実は、これが簡単なようで、皆さんできていないようです。

この本は習慣づくりのための実用本ですから、「朝七時に朝食を取って、正午に昼食を取って、夜は八時までに夕食をすませましょう」といった規則正しい食生活をおすすめすると思われているかもしれませんが、違います。

皆さんに習慣としてほしいことは、お腹が空いたら食べる。

そして、お腹いっぱいになる前に、食べるのをやめることです。

この習慣を身に着けることができれば、生活習慣病といわれている多くの病から無縁になると思います。

「腹八分に医者いらず」

三百年も前から、江戸時代の学者で日常生活の心得を説《と》いた著『養生訓《ようじょうくん》』で有名な貝原益軒《かいばらえきけん》が指摘しているのです。食べ過ぎ飲みすぎは良くない、と。逆に言えば、今も昔も人間の身体はたいして変わっていないということです。だからこそ、食べ過ぎは正当化できません。江戸時代よりも高カロリーのメニューも増えて、肥満の人の割合は比較にならないと思います。

世間ではさまざまなダイエット法がありますが、特別なことをする必要はありません。また、何かを食べたり、食べなくしたりする必要もないのです。食べ過ぎないようにするだけです。

具体的にはどのようにしたら、いいのでしょう?

まず、視覚的に二割残すところから始めましょう。カロリーの計算は難しいので、見た目を二割減らすのです。

糖質ダイエットをして、肉ばかり食べている人もいますが、私は質よりもやはり量のほうが問題だと思います。

過度に太っている人に小食の人はいません。つまり、太っている人はお腹いっぱいに食べる習慣があるのです。早食いのサラリーマンの方も、肥満の傾向があるように見えます。

お腹いっぱいになる前に食べるのを止めることは、そういう習慣がない人にとっては難しいかもしれませんね。ですから、普段食べている量の二割を残してみるのはいかがでしょうか。また、よく噛んでゆっくり食べれば、満足感も上がります。

食べ物を残すことは習慣としては良くないことかもしれません。特に、私たちの世代は「もったいない」という言葉とともに、「残さず食べる」ことをしつけられてきました。

しかし、その結果、食べ過ぎて、成人病になったら、元も子もありません。

「もったいない」のは私たちの身体であり、健康です。

ですから、お腹いっぱいになる前に、食べることをやめましょう。

特に酒を飲まれる方は、お腹がいっぱいなのかそうでないのか、感覚が鈍ります。

特に、仕事の後の一杯は格別でしょうから、酒を飲みながら、つい食べ過ぎてしまうのだと思います。

私自身は酒を飲まないので、このことに対する適切なアドバイスができないのですが、例えば、〆《しめ》のラーメンやおにぎりを食べない宣言を飲む前にして、周りの人に止めてもらうのはどうでしょうか？　周りの人も皆酔っぱらっていたら、効果的ではありませんが……。

もし、食べ過ぎ飲みすぎてしまっても、また、今日から気をつけましょう。

後悔したり、劣等感を持ったりする必要はありません。

食べ過ぎ、飲み過ぎよりも身体に毒なのは過度の「ストレス」なのですから。

自分に対する否定的な気持ちがストレスになり、また、食欲を増進する悪循環は避けましょう。

NONSTRESS METHOD 09

両手でモノを受け取る

日本人には日本人らしい所作《しょさ》があります。モノを受け取るときに両手を差し出すのもその一つです。

しかし、現代人は急いでいるのか、いつも荷物を持っているためなのか、最近は片手でやり取りをする人も多いように思います。

例えば、会社で上司から書類を受け取るときは両手がさっと出ます。しかし、その逆はどうでしょう？　皆さんは部下や後輩の人からモノを受け取るときに両手がさっと出ますか？

例えば、買い物をするとき、お店の人はおカネやキャッシュカードを両手で受け取ってくれますが、私たちがお釣りやカードを受け取るときはどうでしょう？

私はできるだけ両手を使うようにしていて、それが普通だと思っていたのですが、あるときそうではないと気がつきました。

友人と買い物をしていたとき、私が両手でお釣りを受け取っている姿を見て、その人が言ったのです。

「矢作さんは両手で受け取るんだね。僕は恥ずかしくてできないよ」

その友人は、両手でモノやおカネを受け取る姿はおかしいと思っているのでしょうか？　それとも、両手を差し出す行動は目上の人にするものだと思っているのでしょうか？

私は確認しませんでしたが、いずれにしても、私が両手で受け取る姿は、その人にとっては恥ずかしい行動だったようです。

しかし、その友人からしばらくして、次のような近況報告が伝えられました。

「矢作さんの真似をして、僕も両手でお釣りをもらうようにしたんだ。最初は気恥ずかしかったけど、だんだん慣れてくると、自然にお店の人へ感謝の気持ちが湧いてきたよ」

その言葉に、逆に、私が気づきを得ました。

私は何気なく、当たり前のようにやっていたのですが、**行動することによって、後から気持ちが変わることがあるのだと。**

感謝の気持ちは、幸せを感じる心に通じます。

この友人のエピソードに汎用性《はんようせい》があるのか、わかりませんが、皆さんも試す価値はあると思います。

確かに、両手でモノを受け取る習慣がない人は、気恥ずかしいかもしれませんが、ここはゲームだと思って、やってみてはいかがでしょう?

もちろん、最初は感謝の気持ちは不要です。私の友人のように、感謝の気持ちは後から自然についてくるかもしれません。

最近は、コンビニなどの店員さんに外国人の方が増えましたが、お店のマニュアルなのか、おカネのやり取りは両手か、片手を添える人が多いです。そうであるなら、本家の日本人も美しい所作でモノのやり取りをしたいものです。

会社での書類のやり取りもそうです。部下が両手で受け取るように、上司も両手で受け取っていいのです。

アルバイト先でも一緒です。例えば後輩が郵便物を届けてくれたら、先輩も両手で受け取っていいのです。

もちろん、渡すときも同じです。

まさか、片手でポンと書類を投げたりしていませんか？　立場に関わらず、両手を使うようにしましょう。

せっかく手は二本あるのですから。

NONSTRESS METHOD 10

自分がしたい角度と時間で深々とお辞儀をする

お辞儀も日本人の代表的な所作の一つです。

ビジネス本などにはお辞儀の角度とその意味が示してあります。

例えば、十五度は会釈《えしゃく》。お客様や目上の人には三十度の敬礼。感謝や謝罪を伝えるときには四十五度の最敬礼。

このように、ビジネスシーンではお辞儀の角度は重要視されています。飲食店やアパレルなど、今やアルバイトの店員さんも、お辞儀については店長さんから細かく指導されているようです。

しかし、私は角度には全くこだわりません。

したいだけ、したいようにするだけです。

私が深々とお辞儀をしていると、

「矢作先生にそんなにお辞儀されると恐縮します」

などと言われるときもありますが、私は相手がどう取るかは実はあまり気にしていません。

そう言ってしますと、冷たいようですが、人の目があるからお辞儀をするのでは、本末転倒です。


ですから、私は自分がしたい角度で、自分がしたいだけの時間をかけて、お辞儀をしています。

私が深々とお辞儀をしていると、これもまた友人に真似をされました。私は意識していないのですが、動作もゆっくりだと言われました。私はせわしないのが好きではないだけなのですが……。

これも、両手でモノを受け取る所作と同じで、ゆっくりと深々とお辞儀をすることで、自然と感謝の気持ちが湧いてくるようです。

現役のときは患者さん、今はそのときどきでお会いする方。一期一会《いちごいちえ》です。今日がお会いする最後の日かもしれません。ですから、私は会ったときや、別れ際に深々と頭を下げてしまうのです。

皆さんの場合は「今日が最後の日」といちいち思わなくてもいいと思います。でも、深々とゆっくりとお辞儀をしてみてはいかがでしょう?

まず、何よりも自分がゆったりとした気分になります。

友人でノートルダム清心女子大学名誉教授の保江邦夫《やすえくにお》先生は一流の物理学者でありながら、合気道の達人でもあります。

彼の講演会は人気があり、身近に起きた不思議な話を漫談風にして話します。とても面白いので、会場はいつも笑いでいっぱいなのです。

ある講演会では、どうしたら神様に好かれるかという話だったようです。

彼の答えは「深々とお辞儀をする」でした。

彼の講演会を聞いていた知人が、「まるで、矢作先生のことを言っているようでした」と、私に伝えてくれました。

私は神様に好かれようとか、他人によく思われようとは意識していませんが、自分としてはゆっくりと深々とお辞儀をするのが好きなのです。

もし、せっかちにさっと会釈をする習慣の人がいるのでしたら、ゆっくりと深々とお辞儀をしてみてはいかがでしょうか。

神様に好かれるかどうかはわかりませんが、少なくとも自分の気分はゆったりとなります。

ゆっくりした動作の習慣で、意識的にストレスから離れてみましょう。

NONSTRESS METHOD 11

最後に乗って、最後に降りる

私は救急医療の最前線にいたとき、職場に住んでいたので、通勤地獄というものを経験していません。職場や学校へ行くのにぎゅうぎゅうの満員電車に乗っていくのは本当に「お疲れ様です」と思います。

私は自宅がなかったので、プライベートな時間と空間を犠牲にしましたが、その代わり、移動の苦労はありませんでした。

満員電車に乗って通勤している友人・知人に話を聞くと、朝はそれだけでストレスがたまるそうですね。

例えば、狭い空間なのに、背負ったリュックが顔に当たったり、スマホをいつまでも見ていて肩がぶつかってきたり、大音量で音楽をかけたりと、マナー違反の人の人がいるとイライラするのだとか……。

でも、そこでも、いい意味で「他人を気にしない」という習慣を持てれば、朝からイライラしないですむと思うのです。

混んだ電車で身動きが取れなくても、心を自由に遊ばせることは無限にできます。

勝手にゆったりした気分になればいいのです。

通勤地獄を体験していない私も、たまにとても混んだ電車に乗ることがあります。都内ですと、あまりに混み合っていて、ドアが開かないときもありますよね。それでも、なんとかドアをこじ開けて、電車に乗り込むことができるので、不思議です。そんなときは、吊革につかまらなくても、身体が揺れることもないのです。「不思議なことだなぁ」とその体験を楽しめれば得した気分になれます。

また、私は電車やエレベーターに乗るときは、できるだけ最後に乗ります。あまり、意味はありませんが、せわしなく動くのが嫌なだけです。

電車やエレベーターを降りるときも、できるだけ最後に降ります。急ぐ必要のないときはいつでも、人に道を譲ります。

最近は、エレベーターを降りるとき、「開」ボタンを押してくれる人が多いですね。私も自分が降りるとき、「開」を押して、最後に降りるようにしています。すると、同じくそのような人が反対側にいて、お互い譲り合ったりしてしまいます。ちょっと、間抜けかもしれませんが、ゆったりした気分を共有できた感じで、心が落ち着きます。

また、私が「開」ボタンを押していると、多くの人が会釈をしてくださったり、「ありがとうございます」とお礼を言ってくださったりします。

意外かもしれませんが、若い人の方が礼儀正しいものです。

私は自分が最後に降りたいから、ボタンを押しているだけなので、皆からお礼を言われると恐縮してしまいます。

救命救急の仕事を長くしていたので、私は動作が早いと思われるのですが、実は普段はとてものんびりしています。

もちろん、救急の現場は、一分一秒を争う場面もある仕事なので、それこそ機敏に対応していました。しかし、これも普段ゆったりしているからこそ、瞬時に判断して、迅速に動けるのです。普段から、せっかちでせわしない人は、意外と緊急事態に弱いといわれています。皆さんも瞬発力を着けるためにも、普段はゆったりとした動作で過ごしてみてはいかがでしょう。

まずはのんびり歩いたり、最後に乗ったり、最後に降りたり……。

ちなみに、せっかちな友人とどこかに行くときに、私がのろのろしていて、はぐれてしまうことさえあります。いい景色があると、立ち止まって写真を撮ったりするので、なおさらです。

私はただ、人に合わせて歩くより、自分のペースでゆっくり歩きたいのです。自分勝手と思われるかもしれませんが、友人たちはそんな私を「いつものことだ」と放っておいてくれます。ありがたいことです。

NONSTRESS METHOD 12

立腰《りつよう》を意識する

立腰とは腰骨を立てて、姿勢を正すことです。

明治の教育者・森信三《のぶぞう》先生が提唱しました。森先生はさまざまな著作を残されていますが、中でも『修身教授録』が有名です。

そこでの立腰の説明は、

「尻をうんと後ろに引く」

「次に腰骨の中心をうんと前へ突き出す」

「軽く顎を引き、下腹に力を入れ、持続させる」

と、あります。

要するに、**立っていても、座っていても姿勢を正すということです。**

私たちが子どもの頃は、背骨が曲がっていると、親に長い定規《じょうぎ》を背中に入れられたりしたものです。

しかし、最近の家庭では姿勢について、あまりしつけていないと聞いています。そもそも親自身ができていない場合が少なくないかもしれません。

姿勢は一生、付き合うものですから、できれば、子どもの頃から習慣づけをするのが一番です。

私の友人で教育家の志道《しどう》不二子さんは、横須賀で幼稚園と保育園を経営しています。どういう教育をしているのか、見学に行ったときの感動は今でも忘れられません。小さい子どもたちが、正座をして、大きな声で「腰骨を立てます！」と言うのです。そして、皆がピシッとした姿勢で、凛《りん》とした姿になるのです。

それは単に大人の都合を押し付けたのではなく、子どもたちが喜んで実践しているということがわかりました。

子どもたちはとても元気で、明るいのです。そして、幼稚園に通うのが大好きだと言っていました。

この子どもたちは、きっと大人になっても、腰骨を立てる習慣を続けるでしょうし、それが普通だと思うでしょう。とても、素晴らしいことです。

でも、大人の皆さんも今からでも遅くはありません。年齢や職業なんて関係ありません。特別なトレーニングなしで、意識だけで姿勢は整うのですから。

ときどき、このような相談も受けます。

「姿勢を正そうと思って、ちょっとやっても、いつの間にか崩れてしまうのです」

それはその通りだと思います。例えば、三十歳の人でしたら、約三十年かけて、今の姿勢を作ってきたのです。意識だけで変えられるとは言うものの、実は簡単に身に着くものではないかもしれません。

もし、あなたが左利きで、それを右利きに強制しようとしたら、どうしますか？

違和感があっても、必死に練習するはずです。

姿勢についても、同じぐらいの意識づけと練習が必要です。

ただし、**特別な筋肉トレーニングは必要ありません。腰骨を立てることによって、**

必要な筋肉が後からついてくるはずです。

ですから、必要なのはイメージ・トレーニングかもしれません。
「私は今、姿勢を正すことによって、ここの筋肉を使っている」
というイメージです。

最後に、立腰の効用について、森信三先生の言葉をお借りします。

「精神が明晰《めいせき》になる」
「主体性が確立する」
「健康になる」

とても良いことばかりですね。

NONSTRESS METHOD 13

靴を脱いだら揃える、他の人の靴も揃える

森信三先生が提唱していたしつけには、「立腰」の他にも「脱いだ履物をきちんと揃える」というものがあります。

私も母によく言われました。子どもの頃は、ちょっと面倒くさいと思っていましたが、今は当たり前の習慣として身についています。

日本人は特に内と外を区別する生活習慣があるので、靴を脱ぎ履きする場面がよくあります。家の中でさえ、トイレのスリッパがあるぐらいですから。

皆さんはどうでしょう？　職場ではきちんとしていても、家の玄関はごちゃごちゃになっていたりしていませんか？　特に家族が多い家では所せましと、靴がいろいろな方向を向いて、散乱しているかもしれません。

私は一人暮らしなので、自分が脱いだ靴をちょっと揃えるだけで終わりです。一人分はとてもラクです。

ですから、今回皆さんに習慣として提案したいのは、**他人が脱いだ靴も揃えるということです。**

例えば、家族がいる方は家族の分を揃える。もちろん、家族全員がきちんと揃える習慣があればそうする必要はありません。

また、集会所でいろんな人の靴が入り混じっていたら、それを揃える。

トイレのスリッパが反対になっていれば、それを揃える。

どうでしょう？

少しハードルが上がりましたか？

これを習慣にするにはちょっとしたコツがあります。

ごちゃごちゃに履物を脱いだ人を責めないことです。他人がこうしたから、自分が直しているなどという気持ちが生じたら、やらないことです。ゲーム感覚で、乱れているものを揃えるだけです。

また、私はただすっきりした空間が見たいときにそうします。すっきりした空間は心を落ち着けてくれます。ただし、必ずそうしなければいけないというような決まりごとを自分で作りません。

履物を揃えるという習慣を家族に身に着けてもらうには、まず、自らが家族の分も揃えるところから始めましょう。


それを実践した友人が、面白いエピソードを教えてくれました。

小学生と中学生の子どもがいるその人は毎日、子どもたちがくちゃぐちゃに脱いだ靴を揃えていたそうです。ときどき、腹が立って、「靴を揃えなさい！」と怒鳴ることもあったそうです。

親が実践していれば子どもはいつか見習うはずだと思って何か月も続けたそうですが、その効果はなかったそうです。

「うちの子には通用しなかった」と諦めかけました。

しかし、あるとき、和食のレストランへ行って、靴を脱いだときのことです。大人は後ろ向きに靴を脱いで、畳の部屋に上がったそうですが、子どもたちは真っすぐ向いて靴を脱ぎ、しゃがんで手で靴の向きをくるっと変えたそうです。

これにはびっくりしたのと、嬉しかったのと、自分たちが手抜きして後ろ向きで靴を脱いだ恥ずかしさが入り混じったそうです。

「子は親の鏡」とは、よく言ったものです。

靴がきちんと揃っていて、綺麗な玄関はやはり気持ちがいいものです。

その気持ちを職場やお店やその他不特定多数の人が使う場所まで、ちょっとずつ広げてみてはいかがでしょうか。

NONSTRESS METHOD 14

席を立ったらイスをもどす

「立つ鳥跡を濁さず」というのは有名なことわざの一つだと思います。

鳥が飛び立った後、水辺を濁らせないように、立ち去るものはきちんと後始末をしましょう、という意味です。

私が子どもの頃は、よく親や学校の先生に「後始末」について、厳しくしつけられたものです。

しかし、今は良かれ悪《あ》しかれ分業化が進み、自分の後始末を他人に任せる場面も多くなっています。

例えば、最近はセルフサービスのカフェが多くなりました。お店を出るときに、トレーを指定の場所にもどすことはどなたもされていると思います。

さて、**では自分が使ったイスはどうでしょう？**

意外と忘れている方も多いようです。

一方で、職場ではどうでしょう?

自分のイスや、会議室のイスはきちんと直している人が多いのではないでしょうか? 職場では上司をはじめ、多くの人の目があるからだと思います。

ここで、私が言いたいことは、後始末についてです。ただ単にマナーや人の目の問題ではないのです。

すべての言動においてそうですが、人が見ているからとか、会社のルールだからというのは関係ありません。また、お店ではお店の人が片づけるから、私がやる必要がないということでもありません。

どういう状態が自分にとって、心地いいかということです。私は元通りにしたほうが自分の気分がいいのです。

新幹線などの列車でも、立ち去った後の様子は人それぞれです。

私は座席の背もたれを元の位置に戻し、ペットボトルやゴミなどがあれば持って出るようにしています。

次の駅で、誰か他の人が乗るかもしれないということを少し思うこともありますが、それより、ただそうしたいからしているという感じです。

ですから、隣の席の人が背もたれを倒したまま、席を立たれたら、ついそれも直してしまいます。

もし、その人が見ていたらかえって気分を害するかもしれないので、こっそりやります。「これは私の趣味なので、どうぞ気にしないでください」と言いたいぐらいです。

背もたれを倒したら、元にもどす。イスを出したら、元にもどす。とにかく、気分がすっきりします。

これらは、習慣から、気分が上がり、心が整う典型だと思います。

そうすべき理由は特に必要ないのです。

最近は理由がないとしない人も多いですが、**無駄に頭を使うと、かえって行動が遅くなることがあります。**

知人から聞いた話ですが、頭を使って、行動できなかった事例です。

ある著名な講演者が「どう美しく生きるか」という話をされて、皆さん、感動していたそうですが、聴衆が帰った後は、いくつものイスがデコボコと机からはみ出ていたそうです。

イスをもどす習慣さえあれば、そのようなことはなかったでしょう。

これでは「立つ鳥跡を濁す」ですね。

立つ鳥跡を濁さない鳥も、どうしてそうするのか、理由など考えていないと思います。**自然と調和する動物は自然を汚さないものです。**

何も考えずに、手足を動かして、行動していきましょう。

NONSTRESS METHOD 15

うなずきながら話を聞く

実は、この項目は人にすすめられて書くことにしました。それぐらい、あまり自覚はありませんでした。

何かのインタビューで、自分の動画を見たときのことです。自分があまりに大きくうなずいていたので、びっくりしたことがあります。

ちょっとした、恥ずかしささえありました。

「私はあんなに大きくうなずいていたんだね」

友人に思わずそのように言ってしまいました。「え？　気づいてなかったんですか！」と、逆にびっくりされましたが、その人が言うには、「東大名誉教授にそれだけうなずかれて話を聞いてもらえたら、話している方はとっても嬉しいですよ」

とのことでした。

　立場のことはともかく、確かに、人に共感をしてもらえるのは人間の一つの喜びです。また、その場の調和をつくることができるかもしれません。

　そして、ちょっと自信がないことを話しているときに、一人でもうなずいて聞いてくれる人がいたら、ホッとすることでしょう。

　皆さんも面接や企画会議でプレゼンをしているときに、周りに大きくうなずいている人がいたら嬉しかった……という経験はお持ちですね。


　私自身は、いつも自分が話したいことを話しているので、実は相手の反応を気にしたことがありません。

　一番それを感じたのは、選挙に出たときのことです。

　東大を退官して、やれやれと思っていた平成二十八年、どうしても断れない方からの依頼があって、友人の保江邦夫先生と参議院選挙の比例名簿に名を連ねることになりました。

　そのときに、私は初めて、選挙カーの上に乗って演説をするという体験をしたのです。

道行く人は、立ち止まって話を聞いてくれることはほとんどありません。話を聞こうとする人は、最初から車の周りに集まっている人たちです。

ですから、私はいつも通り、自分のペースで話すだけでした。親しい友人は「矢作さんの話し方は選挙向きじゃないね」と私をからかっていましたが、私は変えるつもりはありませんでした。

一般的に選挙演説というのは、声を張り上げて、短いフレーズを連呼したりします。しかし、私はそうしたことができませんでした。

私が選挙に出て一つ学んだことは、相手の反応を気にしない、ということです。

ここでは、うなずきながら話を聞くという習慣をお伝えしています。ですから、相手に共感しながら話を聞くことはいいことだと思います。

しかし、逆説的ですが、自分が相手に共感を求める必要はないのです。むしろ、相手には何も期待しないことです。

自分が話したいこと、話すべきことを話せば十分ではないでしょうか？

皆さんはその逆をやっていませんが？
人の話は値踏みをしながら、無反応で聞く。
そして、自分の話にはうなずいて聞いて欲しい。

これからは、相手の話についていてたとえ意見が反対だとしても、**いったんは「なるほど、そういう考えもあるのか」とうなずきながら聞く**。
そして、自分が話しているときは、相手が腕組みをしながら渋い顔をしていても、気にしない。

自分がうなずくからといって、相手がそうしないことを気にしないことです。

NONSTRESS METHOD 16

息を止めてみる

フリーダイビングにはいくつか種類がありますが、「スタティック・アプネア」という競技は一番基本的なものです。つまり、呼吸を止め、水面に浮くだけです。この世界記録は十一分三十五秒だそうです。

私はこういう記録を見聞きするたびに、人間の可能性の素晴らしさを実感します。

もちろん、記録を張り合うつもりは全くないのですが、私はときどき、息を止める練習をしています。パソコンに向かって仕事をしているとき、本を読んでいるときなど、ちょっとしたときに息を止めてみるのです。

私は二分くらいしか止められませんが、以前、その話をしたときに、友人があきれ顔で言いました。

「なんで、そんなことをやっているの？　僕は小学生のときにそんなことをして、遊んでいたけど……」

「なんで？」と言われると、答えに困ります。

しかし、無理やり理由を考えてみると、**息ができるありがたさを実感できるから と言えます。**

モノは試しです。

皆さん、ここで本を読むのを中断して、息を止めてみてください。

言うまでもありませんが、くれぐれも無理は禁物です。無理をすると、失神する人もいますので。

どうでしたか？

ここで、私が聞いているのは記録のことではありません。

息を止めると苦しいですよね。そして、息が吸えるというのはありがたいことで すよね、という確認なのです。

私は若い頃、登山や自転車の他に、水泳をやっていました。この三つの共通点は一人でできることです。私は、運動は好きですがスポーツは好みません。記録を目指したり、勝敗があったりするからです。そして、集団でするものはさらに苦手です。自分のペースでできないからです。

滋賀に住んでいた三十四歳のとき、琵琶湖を横に泳いだことがありました。彦根から近江高島までです。今、そのようなことを勝手にすると、怒られそうですが、泳いでみたかったので泳ぎました。

私はいつもその調子で、やりたいことをやるだけなのです。

これは好みの問題なので、スポーツを否定しているわけではありません。私はただ、記録や勝敗を気にせず、身体を動かしたいのです。

あえて、一つ苦言を呈するならば、昨今のオリンピックはいかがなものかな、と思います。もちろん、頑張っている選手は尊い存在なのですが、メダルの獲得数など、国民が余計な期待をしないほうがいいと思うのです。

特にオリンピックは四年に一度なので、そのときに選手としてのピークが来るか来ないか、運次第ということもあります。ですから、選手の皆さんがオリンピックを特別なものとして目指すのは、気の毒な感じもあります。

スポーツを頑張っている人に記録や勝負を気にするなというと、身も蓋《ふた》もないかもしれません。しかし、本来、運動とは身体に対するケアと感謝が基礎になるものだと思います。**運動をしながら、身体が動くことへの感謝をするのです。**

それは通勤中の徒歩でも一緒です。身体への感謝は結果として、心身の健康へとつながります。

息を止めるというささやかな遊びも、基本的には息が吸えることへの感謝を感じるためです。記録を伸ばすためではありません。

ですから、ときどき、やってみたくなるのです。

NONSTRESS METHOD 17

飛行機より鉄道を使う

私は東大病院で救急の責任者をしていた十五年間は、医局員の留学の地ならしのために米国とオーストラリアに一度ずつ行った以外は、国内の移動でも飛行機には乗りませんでした。

東大病院は宮内庁《くないちょう》病院と連携して、ご皇室を支える病院です。特に私がいた救急では、まさに、いつ何があっても、対応しなければいけない部門です。飛行機に乗ると、携帯電話が使えませんし、途中でUターンができません。

ですから、地方へ移動する場合は鉄道を使っていました。

そのせいか、引退した今でも、国内でしたら、できるだけ鉄道を使っています。飛行機はエネルギーをたくさん使うから好きではないのです。

今は、ほとんどの都道府県に飛行場が点在しています。国土交通省のホームページを見ると、空港一覧があって全部で九十七か所あります。福島空港のように、東日本大震災のとき防災拠点としての役割を果たした空港もあるので、営業成績だけではなく、交通インフラとして安全保障の観点でみないといけないのかとは思います。

今までは、早く楽に移動できるからと、鉄道で四時間ほどの距離以上になると飛行機のほうが優位に立ってきました。

しかし、エネルギーの面から見たら、どうでしょう？　飛行機はたくさんの燃料を使い、鉄道の七倍ともいわれています。また、CO2の排出量も五倍以上です。これからは、私たちも普段の移動では単なる時間コスト意識だけではなく、そろそろ環境負荷という観点も必要かと思います。実は飛行機より環境に悪いのが自動車ですが、それはまた、別の項目で述べます。

私が鉄道の旅が好きなのはいくつか理由があるのですが、まずはなんと言っても、景色を楽しめるからです。車窓《しゃそう》に映る春夏秋冬の美しい景色は、本当に見ていて楽しいものです。

東海道新幹線の東京・新大阪間は何度も行き来していますが、いつも新しい発見があります。もちろん、二時間半、ずっと景色を見ているわけではありませんが、本を読んだりしている合間に、ふと顔を上げて景色を見てみるのです。綺麗に富士山が見えたときは、思わず写真を撮ってしまいます。

電車の中で、スマホを見ている人が多いことは先ほども指摘しました。せっかく、普段と違うスピードで、普段と違う視点で景色が見られるのですから、その車窓を楽しまなければ、もったいないと思います。

もちろん、地下鉄のときは仕方ありません。子どもの時はそれこそ、乗ってから降りるまで、ずーっと外の景色を見ていました。母親に「降りるわよ」と言われるまで、全神経を集中して見ていました。

子どもはそんなものだろうと思っていたのですが、最近の子は小学校に上がる前から、スマホで遊んでいます。しかも、電車に乗っているときさえも。

もう一つ、鉄道に関する私の趣味をお話しします。今でこそ、あまりしませんが、子どもの頃は時刻表を見ることが好きでした。この時間にこの列車に乗って、この駅で乗り換えて……と、一人で、想像を膨らませながら、旅をしていたのです。

ですから、大人になって、地方へ出かけたり、出張へ行ったりするときは、鉄道に乗ること自体が嬉しかったものです。そのことを人に話したら、「矢作さんはノリ鉄ですね」と言われ、最初はなんのことかわかりませんでしたが、鉄道に乗ることが好きな人をそのように呼ぶそうです。

飛行機で行けるところでも、たまにはのんびり、鉄道の旅に出かけてみませんか？

たとえ出張でも、前乗りの日ぐらいは鉄道でいかがですか？

あるいは、出張からの帰りだけでも、鉄道を使ってみてはいかがですか？

もっと、鉄道を使って、これ以上、廃線を増やさないようにしましょう。

一度、失ったものは、なかなか元にもどりませんから。

NONSTRESS METHOD 18

自動車より自転車に乗る

前項でちょっと指摘させていただきましたが、実は一番環境負荷が重い移動手段は自動車です。とても身近な乗り物かもしれませんが、そろそろ自動車との付き合い方を見直す時代なのかもしれません。

もちろん、都市部と地方では使い方に差があります。まず、都市部に住んでいる方について言えば、自家用車はほとんどいらないと思います。地下鉄をはじめ、バス、タクシーと移動手段のインフラが整っているからです。

小さいお子さんや、足の不自由なお年寄りを抱えたご家庭には自動車は便利なものだとは思います。しかし、どうしても必要なときには、タクシーやレンタカーを使ったほうがコスト面でも有利なことはよくいわれることです。

そして、**足腰に不自由がない人は是非、自転車を活用してみてください。**健康増進に寄与しますし、環境にも優しい。そして、景色も楽しめるし、何よりも気分が良くなり、いいことずくめです。

あえて、自転車の問題点を挙げるとすれば、必ずしも安全に走れる道路ばかりでない、ということでしょうか。最近は、車道の一番左端が青く塗られ、自転車レーンになっているところも増えてきました。

しかし、それも専用レーンと優先レーンがあるようで、単なる優先レーンですと、自転車運転がかえって危険にさらされることがあるかもしれません。

また、せっかく自転車レーンがあって、気持ち良く走っていたのに、途中で途切れてしまう道路もよくあります。

広い歩道の車道側に自転車レーンが作られている場合もあります。しかし、歩行者の中には自転車をまったく気にせずに歩道を歩いている人もいますので、ヒヤッとするときもあります。確かに、色が違うだけではなかなか区別がつきません。

このように、まだまだ自転車が走りやすい状態ではありませんが、少しずつ環境は整備されてきています。特に、平成二十三年の東日本大震災以降、自転車通勤する人が増えてきました。もっと、自転車通勤が増えれば、電車の通勤ラッシュも緩和されると思います。

ちなみに、私は現役のときは通勤がなかったので、時間が取れたときに、両親の墓参りに自転車を使っていました。東大病院から千葉県松戸市まで、往復約二時間、月に一度は通っていました。


過去の話をすれば、石川県にある金沢大学の学生だったときに、両親が住んでいた東京都の町田市まで、自転車で往復をしていました。学生のときは体力があったので、片道約五百キロを十七時間ほどで走っていました。ちょっと調子が悪く、時間がかかったときは、母に「今日は遅かったのね」などと言われてしまうので、なるべくペースが落ちないように走ったものです。

また、あるときは東大病院から大阪まで走ってみたくなり、丸一日、自転車を走らせたこともあります。私はこうしてみたいと思うと、ついやってしまう癖があります。一度やると決めたら、「できるかな？」というような不安は持たず、後はただやるだけです。

ただし、皆さんに長距離走行をおすすめしているわけではありません。**自動車や**

鉄道で移動するだけでなく、たまには自転車も使ってみてはいかがでしょう。

毎日、自動車で通っていた道も別の場所かと思うぐらい、景色から感じるものは違うと思います。

最後に、地方に住んでいらっしゃる方についても、自動車との向き合い方を再考していただければと思います。

地方では「一人に車一台」といわれる地域もあるほど、自動車社会が浸透しています。通勤は仕方ないとしても、近くのスーパーやコンビニへの移動も車と聞きます。では車を使わないとしたら？　もちろん、交通インフラが脆弱《ぜいじゃく》だからといって、買い物のたびにタクシーを使うわけにはいきません。一足飛びに生活は変わらないとしても、少しだけ意識を変えることはできるはずです。つまり、自分の足を信じることと、共同体の中での生活に重点を置くことです。

江戸時代までの移動手段は、皆さん徒歩だったのですから。

NONSTRESS METHOD 19

どこまでも歩いてみる

これまで、移動手段のことを書かせていただきました。飛行機より鉄道。自動車より自転車。そして、もちろん究極の移動手段は徒歩です。これがもっとも、地球に優しく、心身の健康に資するものです。

足は「第二の心臓」と呼ばれます。心臓から送り出された血液が心臓へもどる際、ふくらはぎの筋肉がポンプの役割をしているからです。そして、この筋肉を動かすには特別なことをする必要はなく、ただ、歩けばいいのです。

現代社会は仕事で身体を動かす人が少なくなってしまいました。私もそうですが、事務作業をしていると、一日中、パソコンの前に座っていることもあるほどです。東欧のように、立ちながら作業ができる机を導入している会社も出てきたそうですが、まだまだ少数です。これでは足の筋肉が衰えてしまいます。

昔は仕事や生活そのものが身体を使わなければできなかったので、特別な運動は必要なかったわけです。江戸時代にスポーツジムなどありません。

しかし、今は仕事が終わった後、わざわざスポーツジムへ行ったり、ウォーキングと称して、公園の中をグルグル歩いたりしているわけです。

もちろん、こういう努力もいいのですが、とにかく普段から歩くことにもっと意識を向けることもできると思います。

前項では自転車をおすすめしましたが、これは自動車で行く距離を想定しています。近所のコンビニや郵便局は、自転車を使わずに、歩いていきましょう。

小学生のお子さんを持つ知人が面白いことを言っていました。

「保護者会の日は学校の校庭が自転車でいっぱいになるんです。子どもたちはもちろん徒歩で登校しているのですが……」

どうして、子どもが歩ける距離を大人が歩かないのでしょうか？

歩くことと食べることは人間の基本です。その基本が不十分になると、昔の人はお迎えが来ると言っていました。

今は、善かれ悪しかれ、医療が発達しましたので、どのような状態でも命を永らえることはある程度可能です。

しかし、寝たきり状態になってしまうと、人間としての楽しみが少なくなり、生活の質（QOL＝Quality Of Life）は低くなってしまいます。

それぐらい、**歩くことは生きることに直結しています。**

普段は、息を吸うことと同様、歩けることをありがたいとは思えないかもしれません。また、無理にそう思う必要もありません。だったら、なおのこと歩くことを一番の習慣として取り入れて欲しいのです。

都内でいうと、大江戸線をはじめ多くの私鉄が地下深くを走っているため、エスカレーターやエレベーターを使っている方が大半ですが、**せめて下りるときぐらいは階段を使ってみてはいかがでしょう。**

子どもの頃、こういう遊びをしませんでしたか？　家の近所にある比較的大きな通りをひたすら一方向に歩いてみる。私はよくそうやって遊んでいました。

だんだん、知らない景色になって、どこの町に来たのだろうとワクワクしながら、歩いていました。もちろん、グーグルマップはありません。

私たちは普段、仕事や生活に追われ、ゆったりとした時間はなかなかつくれないかもしれません。

でも、もし、時間が一時間でも取れたなら、子どものときのように、歩くことを目的に、ただひたすら歩いてみてはいかがでしょう？

一直線に歩いて、そのまま坂になっていたら、いつのまにか山に登っているかもしれません。実は私はときどき山へ散歩に行くのですが、ただ坂道を歩いているうちに山の中へ入ったという感覚なのです。

学生のときのように、命がけの登山ではないので、あえて「散歩」といっていますが、友人には、「誰もついていけない、ハードな散歩だね」とからかわれることもあります。

NONSTRESS METHOD 20

登山ではなく山の散歩を楽しむ

私は学生時代、プロの登山家になろうと思っていました。山へ入るときは行程が厳しかったためか、一緒に行ってくれる人はあまりいませんでした。特に、冬の南アルプスや北アルプスを長期間縦走するときは、いつも一人でした。

平成二十三年、最初に出した本『人は死なない』で書いたのですが、大きな滑落事故を起こしたことが二度ありました。二度目のときに、吹雪の中、「もう山へは来るな」という声がハッキリと聞こえ、以来、憑《つ》き物が落ちたように、登山から遠ざかっていました。それから、医師として平成二十八年三月まで働き、在野の人となった今、また山へ行くようになりました。

私が前述のエピソードを本で紹介したため、多くの人から、「山の神様から山へ来るなと言われたんじゃないのですか」と心配されます。

そのたびに私は、**「今、私がやっているのは登山ではなく、散歩です」**と申し上げています。冗談ではなく、本当にそう思っているのです。


昔は体力の限界に近いぐらいまで、無理をしていました。

しかし、今の山散歩のモットーは二つ。

「無理をしない」

「景色を楽しむ」

ですから、学生時代と同じ行程を二～三倍の時間をかけて進むのです。

その代わり、びっくりすることがあります。こんなに景色が綺麗だったとは……。

学生のときは何を見ていたのだろうと、思います。


皆さんは心理学で「投影《とうえい》」という言葉があるのをご存知ですか？　自分が見ているモノやヒトは、自分の心の投影です。

ですから、学生時代と今の私が同じ景色を見ているのに全く違うものを見ているような気がするのは、それだけ私の意識が変わったということです。

自然をより美しく感じられるなら、私も年を取った甲斐がありました。きっと、穏やかな気持ちでリラックスできている証だと思います。

しかし、もちろんいいことばかりではありません。久しぶりに冬の南アルプスへ行ったときは、まず、三十キロのリュックが重たくて、思うように雪道を歩くことができませんでした。

それまでも、ランニングや自転車などで体力が落ちないようにしていたのですが、重いリュックを背負う練習はしていませんでした。

そこで、私はある練習方法を思いつきました。登山リュックに五キロの米袋を五つから六つ入れて、自宅の階段を上り下りするのです。

三十分もするとかなり汗が出ますが、おかげでリュックを背負って、足の筋肉を使うことにも慣れてきました。まだ、冬の山散歩を再開して、三シーズン目ですが、これからも景色を楽しみたいと思います。

さて、皆さんには三十キロのリュックや雪の南アルプスをすすめているわけではありません。私はそれ以外にも高尾山や丹沢《たんざわ》など、日帰りで、気軽に行ける山も楽しみます。特に最近は駅の付近に、温泉施設なども増え、散策の後に汗を流すこともできます。ほどよく、筋肉も緩み、とてもリラックスします。

山を散歩しているとき、日々の雑事など忘れてしまいます。素晴らしい景色の前では、仕事のストレスなど消え去るでしょう。

また、ビールが好きな方は山散歩の後のビールは格別ではないでしょうか？　それが待ちきれず、頂上で祝杯を挙げている方も多くいます。

帰り道のことを考えれば、ビールを飲むのは下りてからをおすすめしますが、家族や気の合う仲間との山散歩は最高に楽しいと思います。

もちろん、一人で行くときも、最高に楽しいですよ。

NONSTRESS METHOD 21

本はとりあえず拾い読みをする

私は、本屋へ行くのは好きですが、やはり普段はあまり時間がないので、どうしてもネットで買うことが多くなります。

仕事で必要な本、興味があって読んでみたかった本……私の書棚にはさまざまな本が並んでいます。ただし、医学に関しての本は大学に置いてきました。もう、西洋医療には携わらないと思ったからです。

それでも引越しのときは段ボールが二百八十個ありましたので、引越し屋さんには本当に気の毒なことをしました。引っ越した先は古い木造二階建てのアパートですが、下の階にはコンクリートを打ちました。本で床が抜けるというのをよく聞いていたからです。そして、大工さんに本棚を壁や柱に打ち付けていただき、なんとか本を収めました。

しかし、毎日のようにネットで本を買ったり、さまざまな方から献本していただいたりしています。ですから、本棚に収まらない本があっという間に書斎やリビングに山積みとなっています。私は服や日用品などは少ないのですが、とにかく本は自宅にあふれてしまいます。

そこで、私にはささやかなルールというか、習慣があります。

本が届いたり、買ったりしたら、**とりあえず拾い読みをして、ザーッと目を通すことにしています**。

そして、重要なところ、後からゆっくり読み返したいところには付箋《ふせん》を貼っておくのです。その作業は、多い日は二十冊ぐらいに及ぶときもあります。少なくとも、毎日、二〜三冊は本を拾い読みしていきます。

読書は多くの人の心の栄養になり、また趣味にしている人も多いと思いますが、読み方は人それぞれだと思います。

一文字一文字、ゆっくり丁寧に読む人もいれば、速読ができる人もいます。

私の場合は速読というより、文字どおり、拾い読みです。では、どこを拾うのかというと、これは六十年近くやってきた勘としか、言いようがありません。

拾い読みは一種の訓練ですから、皆さんもものは試しで練習してみてはいかがでしょう。ザーッと全体を見て、後からゆっくり読むのでもいいですし、必要なところだけを読み返すのでもいいと思います。


最近は情報の多くをネットから入手する人も増えてきたと思います。私もネット情報は活用します。しかし、本には本の特徴があります。


それは五感をフルに使うことです。ですから、これは私の感覚的な印象ですが、本で読んだほうが、記憶の定着が良いように思います。まさに、目を使って文字を追い、ページをめくる音を聞き、その感触を指で確かめ、場合によっては、本から紙の匂いもするかもしれません。

五感を使うことで、目の前のことに没頭できるので、私は本が好きなのです。

また、本には母親との思い出もあります。厳しい家計の中でも、本だけは読んだら次のものを買ってくれたのです。質素なものを食べ、服は母が作ったものを着ていましたが、本はいつも欲しいものを買ってくれたのです。大正生まれで、仕事といえば内職ぐらいしかしていませんでしたから、今となってはどのように家計をやり繰りしていたのかはわかりませんが、ありがたいことです。

今は古本の流通も仕組みが整い、本は安価に手に入るようになりました。ですから、皆さんも、ついネットや本屋で買って、寝床の横に積んでいないでしょうか？時間があったら、後で読もう。そう思っても、その日は来ないと思ったほうがいいでしょう。五分でいいので、さっと目を通し、気になるところに付箋を貼っておきましょう。書き込みが気にならないという方は、線を引いたり、何かを書き込んだりしてもいいでしょう。

とにかく、新品のまま眠らせて置かないことです。ご縁があって、せっかく自分の近くに来た本ですから。

NONSTRESS METHOD 22

たまには本屋へ行く

自由業になってからも家で仕事をすることが多く、あまり外出はしません。ですから、本屋へ行くためだけに外出はしません。

ですが、どこかへ出かけたときに、本屋を見かけると、つい立ち寄ってしまいます。やはり、本屋は楽しいところだからです。

ただ、仕事の本も、趣味の本も、最近はネット通販を使ってしまいます。テーマごとの検索も便利ですし、関連図書の推薦までしてくれます。ネット通販の発達とともに街の本屋は廃《すた》れてしまったので、申し訳なく思うのですが、やはり、在庫の面でも、欲しい本がすぐ手に入ることはありがたいことです。

では、本屋へ立ち寄るメリットはなんでしょう？

それは、**そのときどきの流行を知るためです**。

もちろん、本屋の面積、店長の方針などで違いはありますが、おおよその時代の流れを知ることができます。

ありがたいことに、私の書いた本が、入り口近くのコーナーに平積みされていることもあります。そんなときは、照れくさいので、その場からさっとはなれてしまうのですが……。


もう一つ、本屋での楽しみは、**まさに本との出会いです**。全くノーマークだった本に突然、出会うときがあります。人との出会いもそうですが、本もご縁があると思います。

何気なく寄った本屋で、何気なく手に取った本があなたの人生を変えるかもしれないのです。そのような引き寄せは、ネット通販のレビューを読んで、慎重に選択しているだけでは起こりません。

人によっては本が棚から落ちてきたとか、本が光っていたとか、不思議なことが起こるのです。神様が本をご紹介してくださるのか、本が自らご縁を求めているのかわかりませんが。

いずれにしても、自分の直観力を鍛えるためにも、本屋は最適な場所です。


大きな本屋ですと、イスまで用意してあるところがあります。立ち読みOKどころか、座り読みOKというわけです。しかし、私は本を買うかどうか確認をするのに、そんなに長い時間をかけません。

まずは、タイトル・装丁から受ける第一印象。これは、人間の見た目と一緒かもしれませんね。

次に著者のプロフィールを確認します。その人の肩書は気にしませんが、どのような経験があるのかは確認します。そして、「もくじ」や「はじめに」にサッと目を通して、判断します。

迷ったときは、買うことにしています。若い皆さんは予算の制限もあるでしょうから、慎重に判断すると思いますが、**気になる本はタイトルを書き留めておくといいでしょう**。後で、古本で買ってもいいし、図書館で確認することもできます。気になっていたのに、その本とご縁が流れてしまうのはもったいないことです。来週、買おうと思っても、もう棚にないかもしれないからです。

今、出版業界は他の業界と同様、デフレの影響や大資本の進出を受けて、大変厳しい状況です。毎日のように本が出版されるものの、あっという間に棚から下ろされ、入れ替わってしまいます。本の市場は約一兆円といわれています。どんなに、ネットから情報が取れるとはいえ、この規模はあまりにも小さいと言わざるを得ません。ピークだった平成八年と比較しても半分以下です。

パチンコ業界は約二十兆円ですので、二回に一回はパチンコ屋へは行かずに、本屋へ行ってほしいものです。

あなたの仕事や人生に役立つ本と出会えるかもしれません。

その出会いはストレスも打ち消してくれるかもしれません。

NONSTRESS METHOD 23

美術館や博物館へ行く

私は美術館や博物館へ行くのが好きですが、やはり本屋と同じように、何かのついでに足を運ぶということが多いです。

閉館間際に、急いで行くときもあるのですが、一歩足を踏み入れるとそこは別空間で、時間がゆっくり流れています。とても良い気分転換になるので、帰るときは「来て良かったなあ」と思います。

私は音楽や絵が好きですが、その影響は母から受けていると思います。

母は美術が得意だったようで、小学四年生のときに描いた花の絵が今でも残っています。子どもとは思えない大人びた落ち着いた絵で、私はとても気に入っています。今はそれを額に入れて、書斎に飾ってあります。

それこそ、大正生まれの母は絵が得意というだけで、何も発展性がなかったのですが、今だったら、美大に通っていたでしょう。もしかしたら、それを職業にしていたかもしれません。

晩年は、猫などの小さな物や花瓶から庭に置く燈籠《とうろう》までさまざまな焼き物を作っていました。手先も器用でした。

母は自分が絵や音楽を好んだからか、家計が苦しい中、私と弟を美術館や音楽会へ連れて行ってくれました。今でも鮮明に覚えているのは、昭和三十六年にオープンした東京文化会館に行ったときのことです。

オープン記念の音楽会があったので、当時住んでいた神奈川県の辻堂から上野まで、母に連れられて行きました。私は五歳でしたが、「ずいぶん立派な建物だな」と思ったものです。

また、海外から有名な絵画が来ると、母と一緒に見に行きました。

「本物を見て、目を養いなさい」

そのようなことを言われた記憶があります。

中学二年生のときまでは自分で絵を描くことも好きでした。しかし、子どもの興味は次から次へと移ってしまいます。

あるとき写生をしていて、ふと「もう、絵はいいかな」と思い、それ以来、好んで描くことはなくなりました。

音楽も聴くのは好きですが、自分で楽器を演奏したり、歌を歌ったりすることはありません。しかし、ときどき、音楽会や演劇へお誘いを受けてうかがうと、とても充実した時間を過ごしたと感じます。

博物館も興味がある展示のときは、見に行きます。

最近、見た中でとても感動したのは、平成三十年の夏に東京国立博物館で開催された『縄文展』です。

縄文文化は、少なく見ても一万六五〇〇年前からある世界最古の文化です。しかも、教科書で習うような野蛮な文化ではなく、きわめて意識の高い時代だったと思います。争いがなく、調和が保たれた時代でした。

大小さまざまな縄文土器や土偶を目《ま》の当たりにすると、それが証明されるかのような迫力がありました。むしろ、現代人には作れないのではないかと思うほど、天とつながった創造性を持ち合わせていたのです。

そんな、発見や感動があるのが美術館・博物館です。
それこそ、ときが経つのを忘れてしまう空間です。
ストレスを感じるような暇などありません。

しかし、美術館や博物館へ行くと、私のような中高年の人が多いのです。
若い人にこそ、たまには時間とおカネを調整して、足を伸ばしてほしい場所です。
仕事帰りに行ってみるのもいいでしょう。
市民ホールで開催している小規模な展覧会でもいいでしょう。
いきなり習慣に……とは言いません。
まずは一回、足を運んでみませんか？

NONSTRESS METHOD 24

長く、ゆっくり走る

皆さんはランニングの習慣をお持ちですか？

私の周りを見てみると、身体を動かすことが好きな人と、全く運動をしない人と綺麗に分かれます。

年を取れば取るほど、その傾向は顕著になってきます。

若いうちは、特に運動の習慣がない人でも、急に何かスポーツをしても、それなりに身体は動きます。しかし、五十歳を過ぎたあたりから、運動習慣がなければ、身体は急には動かないかもしれません。

例えば、日頃、身体を動かしていないのに、突然マラソン大会に出たり、サッカーの試合に参加したり……若いときにやっていたからといっても、急に激しいスポーツをしたりすることは大げさではなく危険が伴います。

ですから、中高年になっても身体が動かせるよう、若いときから運動を習慣化することは有益です。

さて、一人でできて、おカネもかからない運動はなんでしょう。

それは走ることです。

走りやすい靴だけは必要なので、そこだけは費用がかかってしまいますが、時間も場所も問いません。

私は午前中、走ることが多いですが、勤め人の方は夜でもいいでしょう。夜、走っている友人から聞いたのですが、平日の二十二時くらいでもランナーがかなりいるそうです。平和な日本だからこそですね。

しかし、いくら気軽にできるといっても、運動習慣のない人にはかなりハードルが高いようです。

尻込みをする人に私がいつもおすすめするのは、「ロング・スロー・ディスタンス（LSD）」です。

長く、ゆっくり走る練習方法です。

ネットを見ると、「キロ六分以上で」など、いろいろ書いてありますが、要はゼーゼーハーハー息が苦しくならないスピードです。もちろん、人によって違います。最初は歩くようなスピードでいいのです。

どうでしょうか？　少しハードルが下がりましたか？


メタボを直さなければ膝が痛くなってしまう、という人には、**まずは早歩きをおすすめします**。距離よりも時間を目安にすれば良いでしょう。


初めは三十分早歩き。

慣れてきたら一時間早歩き。

もっと慣れてきたら、三十分のＬＳＤ。

もっともっと慣れてきたら、一時間のＬＳＤ。


脂肪が燃焼されるだけでなく、走るための筋肉が全身に付いてきます。ランニングをすると、腹筋や背筋も鍛えられるのです。

私は前述したように、記録や勝負にこだわらないので、マラソン大会には出たことがありません。しかし、「何か目標があったほうが張り合いがある」というのなら、大会出場や完走を目標にしてもいいでしょう。

私は気が向いたときにフラリと自宅を出ます。

その日の体調、天気によって、コースを決めます。一時間コース、二時間コース、三時間コースなど……。

時間で決めているので、何キロ走っているのかはよくわかりません。

そして、人に抜かれても気にすることなく、春夏秋冬の町の景色を楽しんでいます。**ストレスを感じる瞬間など、どこにもありません。**

NONSTRESS METHOD 25

自動販売機では水を買う

日本には至るところに自動販売機があります。海外ではあまり見かけませんので、これも治安が良い証明の一つです。また、いつも売り切れがないように補充されていることに、感心してしまいます。

夏はコールドで、冬はホットの飲み物が、いろいろ取り揃えてありますが、私が買うものは夏でも冬でも水です。よほど寒いときには温かいお茶を買いますが、冬にはホットのお湯、つまり白湯《さゆ》が売っていればいいなと思います。

私が主に水を買うというと、何かとてもストイックに見えるかもしれません。でも、その理由はとても単純で、**「水が美味しい」と思うからです**。また、のどの渇きには一番水が効《き》きますね。

食事のときも、水だと料理の味の邪魔をしません。

ランニングの後の水は最高です。やはり、人間の体の七割は水分ですから、水分の補給には水が一番です。スポーツの後にすぐビールを飲む人もいますが、まずは一杯の水を先に飲むことをおすすめします。

でも、カフェで一服というときは、私はよくココアを頼みます。こちらは水分の補給というより、嗜好品《しこうひん》として、楽しみます。

ココアが好きなのは、趣味の山と関係しています。

山へ入るときは、荷物を極力少なくすることが鉄則です。特に学生時代は長く山へ入っていたので、食料は極力軽いものにしていました。

いろいろ試した結果、オートミールとココアが定番になりました。その二種類は乾燥状態で持ち運べて、食べるときは雪を溶かした鍋に入れるだけです。ですから、朝と夜、ほとんどそればかり食べて、飲んでいたのです。

また、自転車で長く移動するときも、途中で食事はしませんでした。やはり、胃に食べ物が入ると、身体が重くなるからです。ですから、小腹が空《す》いたときは、ボトルに入れたココアを飲んでいました。

ココアを飲むと、水分と糖分と両方を一度に補給できます。

そんな原体験があるので、ココアを楽しむことも多いのです。

このように、単純に水分補給のためか、嗜好品として楽しむためか、その目的によって飲むものは変わってきます。

私があまりおすすめしないのは、目的もなく、なんとなくだらだらと飲むことです。特に、自動販売機で缶コーヒーや甘い炭酸飲料水などを気軽に買って、一日二〜三本飲んでいたら、それだけで糖分オーバーです。

「コーヒーを飲むと仕事のストレスが軽減される」

「炭酸水を飲むとイライラもスカッと飛んでいく」

という方もいるかもしれません。

一切飲まないほうがいいとは言いませんが、自動販売機で甘い飲み物を買う習慣がある人は、健康のためにも、少し控えたほうがいいでしょう。

水が美味しいと思えるのは、幸せです。

ときどき、「私はあまり水を飲みません。どうせ飲むなら、コーヒーとかコーラとかビールとか味があるほうがいいじゃないですか」という人もいますが、水にもしっかり風味があります。その風味がわからなくなるほど、現代人は感覚が鈍くなっているのかもしれません。

心の問題を解決するときに、**「日頃から五感を大切に使いましょう」**と私はアドバイスしています。

水の味覚を感じるほど、五感を研ぎ澄ますことができたなら、心も少し軽やかになっている証かもしれません。

NONSTRESS METHOD 26

一日一回、空を見上げる

私は歩いているとき、ふと空を見上げます。晴れている日は真っ青な空。雲が出ているときはその雲の様子。そして、夜は月や星を見てみます。

私は東京に住んでいますので、もちろん、地方に比べると空はせまく、空気も澄《す》んでいないでしょう。しかし、自然とはたいしたもので、東京にいても、空の美しさに、しばし心を奪われることがあるのです。

皆さんは一日一回以上、空を見上げていますか？

私の友人は、「仕事に忙しかったとき、空なんて、一度も気にしたことがなかった。でも、五十歳を過ぎた今、毎日、表情を変える空はどんな絵画より綺麗だと思えるようになった」と言っていました。

私も本当に空は美しいと思います。こんなに身近に心がホッとするものがあるのです。空を見ないのはもったいないことです。

よく、子どもたちは雲を指さして、「ウサギさんだ！」「ゾウさんだ！」と動物やモノに例えます。実はこの感性がとても大切なのです。


さて、ここでいきなりクイズです。

「世界中にいるのに、実存していない生き物は何？」

その答えは、「龍」です。

英語ではドラゴンといいますし、世界中でその絵は描かれていますが、実存していません。ちなみに、ヒマラヤのブータンという国の国旗には龍が描かれています。また、英国の一部であるウェールズの国旗にも龍が描かれています。

東洋にも西洋にもいる龍は、いったいどこにいるのでしょう？　それは、空の雲として、現れている場合があります。そして、霊視できる人には、ありありとその姿が見えるのだと思います。

ここで私が申し上げたいことは、雲が龍なのかどうかという議論ではなく、**子ど**

なのです。

いきなり大人になった人はいませんので、子どもの頃の心を思い出せばいいだけ**ものように想像力を働かせて、空を見てほしいということです。**

あの雲は「龍に見える」と思ったら、それは龍なのです。意識が現実をつくるという原則からいっても、それはあなたにとって、龍なのです。そして、そこに「吉《きっ》兆《ちょう》」を見出したら、それは確かに「吉兆」なのです。

また、私の塾などで、皆さんに見てもらうものがあります。それは大気中のプラーナと呼ばれる「気」です。

晴れた日に、神社や公園など気分が良いところで、空を見上げるのですが、自分に近いところを見るようにします。少し、焦点をぼやかしたような目で、空間を眺めていると、オタマジャクシのような透明なものが、チラチラ見えます。これも、自然の神秘の一つだと思います。

空は私たちにさまざまな安らぎを与えてくれますが、実は古代人にとっては、大切な情報源でもありました。太陽や星から場所や時間を測定していたのです。

私は山に散歩へ行くときに、GPSの代わりに太陽から方向を確認しています。

まさに、自然の中にいると、太陽のありがたみを感じます。

友人の並木良和さんは「三時間ぐらい空を見ていれば宇宙船も見られますよ」と言っています。三時間も空を見上げているのはなかなか大変ですが、一分ぐらいなら、いつでも誰でもできると思います。


通勤中に空を見上げていますか？

休憩時間に空を見上げていますか？

忙しいときに空を見上げていますか？


晴れの日も、曇りの日も、雨の日も、雪の日も、空はいつも私たちを見守ってくれています。

朝も昼も夜も、いつ見ても空は美しいです。

NONSTRESS METHOD 27

タバコは吸わない

私は、タバコは吸いません。

この本は私の習慣をご紹介するものですので、皆さんは、その中で自分にしっくりくるものだけを取り入れていただきたいと思っています。

しかし、この習慣だけは是非とも取り入れていただきたいと思い、強めに意見を書かせていただきます。

すでにタバコを吸う習慣がある方も、ご承知かと思いますが、タバコには百害あって一利もありません。

このようにいうと、「ストレス解消に一利ある」とか、「美味しいと思うから一利ある」と反論されそうですが、**それは錯覚《さっかく》だと申し上げておきましょう。**

よくタバコとともに引き合いに出される酒については、「百薬の長」といわれる効用もあります。もちろん、「適量ならば」という条件はついています。酒については次の項目で詳しく述べさせていただきます。

しかし、タバコについては何も良いことはありません。

病気になって入院すると、もちろん禁酒・禁煙になります。ですから、ヘビースモーカーの方にはそれを機会にタバコをやめて、酒の飲みすぎも改めてほしいのですが、なかなか簡単ではないようです。

退院したら、ほとんどの人がまた元と同じような生活を繰り返すのです。ひどい人は、入院中でも、こっそりタバコを吸っています。

先天性やウイルス性のものを除いて、病気は自分の生活習慣や心のあり方がつくり出したものとも言えます。

ですから、**「病気になるのは気づきを得るため」**とも言えるでしょう。

私が現役のときは、「病気を治すのが仕事でしょ」と言われると、何も言えませんでしたが、「なぜ病気になって病院に来るのだろう」という思いが強くありました。本来、自分の身体は自分で責任を持つもの。医療はその補助的なお手伝いだと思っていましたので、病院に依存する患者さんには、違和感がありました。ましてや、タバコ一つやめられないで、入退院を繰り返す患者さんには、かける言葉もありませんでした。

もちろん、人にはそれぞれ持って生まれた寿命があります。長生きだけが立派なわけではありません。

究極的なことを申し上げれば、人は病気や事故で死ぬのではなく、自分で決めた寿命であの世へ帰るのです。ですから、不摂生をしている人が長生きをする場合もありますし、健康に気をつけているのに夭折《ようせつ》する人もいます。

しかし、この身体はこの世にいるときの借りものです。**借りているなら、なるべく丁寧に扱い、大切に使いたいと思いませんか？**

さて、最後に、タバコのやめ方のアドバイスです。わかってはいるけれど、やめられないという人がほとんどだと思います。

大切なのは、**イメージの力を使うことです**。自分がタバコを必要としていない軽やかな日々を、繰り返しイメージすることです。

例えば、「そういえば、上司と営業に出るときは、タバコなんて吸ってないなあ」とタバコを吸っていない自分を想像するのです。バーチャルリアリティーのように映像が自分の目の前に浮かぶほど、ありありと想像してみましょう。

脳は意外と簡単に騙《だま》されます。

「絶対にやめられない」

そう思っているのは脳の錯覚で、本当のあなたではありません。

本当のあなたはタバコを吸いたくないと思っています。

あなたがタバコをやめたら、周りの人も喜ぶことでしょう。

NONSTRESS METHOD 28

ストレス解消のために酒を飲まない

酒はタバコと違って、飲みすぎなければ「百薬の長」といわれています。この言葉は中国の『漢書』が出典のようですが、日本の『徒然草』には次のように書いてあります。

「百薬の長とはいえど、よろづの病は酒よりこそ起これ」

適量ということがどれだけ難しいか、今も昔も変わらないようですね。

ちなみに、私は普段、酒を飲みません。乾杯のときに、アルコールしかない場合、一杯いただいたり、神社を参拝した後、御神酒《おみき》を少しいただいたりする程度です。病院にいたときは、スタッフとの忘年会などで、ずいぶんと飲んだこともありますが、今は飲みたくありません。

食べ物でも飲み物でも、身体の声に従っています。

ですから、私の習慣を真似してくださいとは言いませんが、酒について、申し上げたいことは二つです。

一つ目はほどほどに。これは皆さん耳にタコですね。

しかし、これが難しいことは私もよく承知しているつもりです。多くの人を見ていると、少し付き合うつもりが、一度飲み始めるとなかなか止まらないものですね。金曜日に同僚の方と居酒屋に行ったら、ついつい進んでしまうことでしょう。

したがって、ここは量を減らすというよりは、やはり、「休肝日を設けたほうがラク」だと思います。一般的にいわれていることは、週に一日は飲まない日を決めるというもの。つまり、**コントロールできるのだというイメージを持つことが大切**だと思います。

しかし、酒好きの人に言わせれば、「具合が悪い日は飲みたくないので、毎日飲めることは健康の証拠だ」だそうです。

無下《むげ》に否定はできませんが、さまざまな傾向を見ていると、医者としていえることは、**アルコールに強い人こそ、気をつけなければいけないということです。**早い人は四十代で病気になって、以降、飲めなくなる人もいます。

もし、本当に酒が好きなら、長く楽しめる方法を自分なりに見つけ、習慣化したほうがいいと思います。

二つ目に申し上げたいことは、**「酒はストレス解消のための飲み物ではない」**ということです。

なぜ、そう思うかというと、酒を楽しそうに飲んでいる人と、明らかに、普段ため込んでいたものを吐き出すように飲んでいる人がいるからです。グチが多かったり、泣いたりしている人を見るのは、ちょっと気の毒な感じがします。そのような飲み方をしていると、ついつい量も多くなってしまうでしょう。

また、何か問題を抱えていたとしても、根本解決にはいたらず、繰り返し酒の力を借りることになってしまいます。そのような飲み方では、気晴らしになっても、幸せにはなりません。**解決すべき問題があるときは、それから逃げずに、しらふのときに解決しましょう。**

私の友人に無類のビール好きの人がいました。その人は、仕事が終わった後のビールが人生の喜びだと言っていました。

しかし、数年前から、徐々に量が減って、今では全く飲まなくなっています。どうしてだと思いますか？　彼は仕事にはストレスが伴うものだと思い込んでいたそうです。そして、ストレスを解消するにはビールを飲まなければいけないと……。

しかし、仕事上の何が問題なのか真摯《しんし》に向き合ったら、何も問題はなく、すべては自分がやるかやらないかの選択次第だと深く気づいたそうです。そういう気持ちで、仕事をすると、ストレスと思っていたものはなくなっていたそうです。

ストレスがないのですから、ビールを飲む必要もありません。

彼の結論は、こうです。

「私は元々、ビールが好きだったわけではありません。飲んでいるうちにストレスが解消されていると思い込み、好きになったのです。でも、それは錯覚でした。今飲むと、苦くてまずいんですよ」

この世に絶対やめられないものはありません。
すべては自分の意識です。

NONSTRESS METHOD 29

健康診断を受けない

私は健康診断を受けません。この習慣は、現役のときから変わっていません。

「医者なのに！」とお叱りを受けそうですが、医者だからこそ、自分の健康状態は自分で把握しているつもりです。


早期発見、早期治療ということが西洋医療の中心的な考えかもしれませんが、何事にも賛否両論があります。もちろん、私も全面的に否定はしませんが、自分が受けない理由は以下の通りです。

神経質に根掘り葉掘り身体を調べれば、どこか悪いところは見つかるものです。特に四十歳過ぎの人は、メタボに始まり、高血圧、高コレステロール……耳も少しずつ遠くなりますよね。オールAの人はむしろ珍しいと思います。

しかし、それが治療のレベルなのかといったら、人それぞれです。個体差というのはとても大きいのです。それを一般的な数字で区切って、「ここからここは健康で、これ以上は病気です」と単純化できるほど簡単ではありません。

にもかかわらず、機械的に区切って、予防的な意味も含めて、薬を飲み始めたりするのはいかがなものかと思います。とかく、西洋医療は身体を部分で見て、トータルで見ない傾向があります。例えば、多少コレステロール値が高くても、トータルで見れば、バランスが取れている人はいます。**そして何よりも調子が悪くなければ何もする必要はないのです。**

こういうことを申し上げると、「〝物言わぬ臓器〟は痛さが感じられないのに、病状が進む場合がある」と反論されそうです。もちろん、調子が良かったはずなのに、病気が進行していたということもあります。

それは、**寿命をどう受け入れるかという問題です。**

あの世はこの世より素晴らしいものだと、私は思っているところがありますので、いつまでも生きていたいとは思いません。

また、そのようなことを思わなくても、今生きている人は百パーセントの確率であの世へ行けるのです。

つまり、どうにかして死ななければあの世へいけません。ですから、**死にいたる病というのは、あの世への尊い切符なのです。**もちろん、いつ行けるのかは本人もわかりませんが、いつ行ってもいいようにこの世を生ききるしかないのです。

私の知人で、三島由紀夫さんにあこがれて、自衛隊に入った人がいます。その人は「三島さんのように死にたい」と自衛隊に入ったのに、想像と違い安全な職場だったので、おめおめと定年退職を迎えてしまったと嘆いていました。そして、定年退職して数年後、ガンが見つかったそうです。そのときに彼は「やっと死ねる……」と思い、「これから治療をせず、病院にもいかないので、死ぬまで好きなことをやらせてくれ」と家族に宣言したのです。

しかし、幸か不幸か、彼は七年経った今でも、元気に好きなことをしています。人間の身体というのは実に不思議なものです。**その人の真の寿命が来なければ死にたくても死ねないのです。**

逆に、とても健康だったのに、突然事故や病気で亡くなる場合もあります。それがその人が決めた寿命だったのでしょう。

しかし、寿命がいくつであれ、生きている間は健康的に過ごしたいものです。

「どうしたら健康になれますか」と、これも多くの人に質問されますが、私の答えはいつもこうです。

健康を気にしなければ、健康です。

つまり、病気になったらどうしようとか、健康診断で数字が悪かったらどうしようという「不安」や「恐れ」がよくありません。そういった「不安」や「恐れ」があなたのエネルギーの質を下げ、あなたを健康から遠ざけるのです。

ですから、私のように健康診断を受けないというのも、あくまでも一つの選択だと、知ってください。

NONSTRESS METHOD 30

なるべく肉食をしない

すでに、いくつかの自著で述べていますが、私は数年前から肉類を食べていません。最近は、魚介類も自分からは進んで食べません。

特にストイックなビーガンというわけではないので、チーズや卵はいただきます。もちろん、主義主張や信仰上の問題ではありません。ですから、食べるものがそれしかないのなら、目の前にあるものをありがたくいただくだけです。

私が肉類を食べなくなった理由は、あるとき、ふと牛の悲しそうな顔が目の前に浮かんだからです。そのとき、「もういいかな」と思いました。

肉食をやめてわかったことは、**肉類を食べなくても健康上、なんの問題もないことです**。私は六十三歳のわりには筋肉質な身体をしていると思いますが、筋肉量が落ちることもありません。そして、ランニングや冬山の散歩をする体力はありますから、自分自身については「肉を食べないと元気が出ない」というのは思い込みだったのです。

畜産業を営んでいる人も多くいますし、肉食を否定するわけではありませんが、これからの人はだんだん動物を食べなくなっていくような気がしています。

その理由の一つに、まず、人口増加と供給のバランス問題があります。今、世界の人口はおよそ七十五億人といわれていて、年間約七千万人ずつ増えています。このままの増加率で行くと、数十年後に人口が百億人になると言われています。

今は水、食料、エネルギーなどが不均等で、すべての人に行きわたっているとはいえませんが、これから徐々に発展途上国とされる地域に住む多くの人が先進国並みの生活を始めたら、どうなるのでしょう?

それを見越して、遺伝子組み換えの食物や、成長剤を投与された家畜があるのです。実は、すでに私たちの口に入るものはかなり工業的に作られていて、自然の恵みである方が珍しいのかもしれません。

以前、成長剤を投与されて、立てなくなり、ずっと寝たままの豚を、見たことがあります。せめて、屠殺《とさつ》される前は、もう少し健全に過ごせないものかと、疑問を持たざるを得ません。ちなみにその畜産農家は米国の例ですが、スーパーでは国産の肉より輸入品の肉が安いのはそのような理由からです。

いずれにしても、このような不自然な状況はそんなに長く続かないと思います。また、一キロの牛肉を作るために、七〜十一倍の穀物が必要になりますし、もちろん、水も必要です。そうならば、人間が直接その穀物や水をいただくほうが、資源の有効活用にもなります。

私たちは自然の恵みをいただかないと、生きてはいけません。だからこそ、日本人は食べる前に「いただきます」と手を合わせるのです。

米にしても野菜にしても、もちろん肉にしても、その命をいただいているのです。そういう自覚なしに、食事をすることは感心しません。スーパーで、切り身になった肉を見て、「美味しそう」という前に、それがどのように作られているのか、知る必要があります。

また、江戸時代までの日本人はあまり肉を食べていません。基本的には穀類、豆類、野菜、そして、魚介類です。

昔の人は「近くて遠いものを食べる」と言っていました。距離的に近く、霊的に遠いものです。つまり、地元のもので、動物はなるべく避けましょうということです。

「肉食をやめましょう」とまでは言いませんが、どのように作られているか考えて選びましょう。

最近は外食でも産地を明記していますから、確認は難しくないはずです。

そして、肉を食べるときは動物への感謝の気持ちを忘れてはいけません。

自然に感謝する習慣が身に着けば、心は常に穏やかになると思います。

NONSTRESS METHOD 31

無理なく小食から不食へ

一般的な成人男性がどの程度の量を食べているのか、四六時中観察をしていないのでよくわかりませんが、私はやや小食のようです。

「男性のわりに、あまり召し上がりませんね」と言われることがあるからです。最近は二食のときもありますし、夜遅くには食べる習慣がありません。それこそ、自宅にいるときは十八時くらいに夕食を食べています。

ときどき、講演会の後に懇親会がありますが、二十一時過ぎだったりすると、あまり食べたくはありません。「8、お腹が空いたら腹八分で食べる」の項目でも述べましたが、腹八分は医者いらずと言いますし、**夜遅くに食べないという習慣も医者いらずに通じると思います。**

人間の意識が進めば、もっと小食になると唱える人もいます。そして、その先駆者として、実践している人も多くいます。

例えば、友人で弁護士の秋山佳胤《よしたね》さんは十年近く、不食です。不食というのは断《だん》食《じき》と違って、我慢して食べないのではなく、食べたくないから食べないのです。彼はプラーナという「気」を身体に取り入れているそうです。「プラーナをたくさん食べているので、私は食べすぎです」と冗談を言っているほどです。

また、友人で俳優の榎木孝明《たかあき》さんは、平成二十七年に三十日間の不食をしました。病院に入院をして、毎日ドクターチェックを受けながら、仕事場へ出かけたのです。体重は九キロほど落ちたそうですが、仕事には支障がなかった、と聞いています。

平成二十八年にマキノ出版で対談させていただいた、元裁判官の稲葉耶季《やすえ》先生も不食の人でした。数か月食べなかったり、小食をされたり、と自分の体調に合わせて実践されていました。稲葉さんは対談をした約二年後に、あの世へ旅立たれました。後から聞いた話では、ずいぶん長いことガンを患《わずら》っていたそうです。それだからこそ、不食をすることで、自らのエネルギーの質を上げて、寿命を全《まっと》うされたのだと思います。

また、七十代で私の塾に来てくださっている医師のKさんは、一日一食という日が多いそうです。

「現代人は食べすぎですね。食事を半分の量にしても、大丈夫ですよ」とニコニコと話していました。

また、彼は面白い提案をするのです。

「日本の食料自給率は約四十%ですけど、日本人が食べる量を半分にしたら、一気に八十%になりますよ」

これは乱暴な言い方ですが、一理あります。


意識が上がれば、プラーナを取り入れることができて、食事の量が減るのです。しかし、残念ながら私はまだできません。もちろん、そうしなければいけないという義務ではないので、小食にしたい人がすればいいのです。

重要なことは、**そんなことはできるはずがないと頭から否定しないことです。**

一日、何カロリー摂取しなければいけないとか、一日三十品目食べなければいけないとか、そういうものに縛られる必要はありません。

むしろ、バランスのいい栄養素を取らなければ、病気になってしまうと思い込むことのほうが健康に悪いです。

先ほどの健康診断の話と通ずるところがありますね。もちろん、だからと言って、毎日ポテトチップスを一袋食べていいとは言いません。**自分の身体の声を丁寧に聞いていけば、身体が欲しているモノがわかるはずです。**

今、食べたいのか、食べたくないのか。

食べるとしたら、何が食べたいのか。

お昼の十二時になったからといって、自動的にランチを食べる必要はありません。

自分の身体に素直に耳を傾けてみてはいかがでしょうか。

NONSTRESS METHOD 32

犬や猫と遊ぶ

皆さんはペットを飼っていますか？

一人暮らしの人はなかなか難しいかもしれませんね。私も動物は大好きですが、残念ながら、家にはペットはいません。

ですから、犬や猫を飼っている人のお宅をお邪魔するときは、動物たちとつい遊んでしまいます。

都市部に住んでいる人は住宅環境もあり、犬や猫を飼っている人は少なくなっているようです。そこで、私が残念に思うのは、**子どもたちが動物と接する機会が減っているということです。**

それこそ、私が子どもだった昭和三十～四十年代は、町にはまだ野良猫や野良犬がいたものです。犬が来ると遊んだり、猫を見つければ追いかけたりと、動物たちも遊び仲間でした。そして、母が野良猫にエサを与えていたので、家の周りにも猫が何匹かいました。

また、動物が身近にいるということは、その死も目の当たりにするということです。死んだら、その身体が固くなって、冷たくなるということは動物から学びました。今の子どもたちは人間の死はもちろん、動物の死さえ、知らないのではないでしょうか。いろいろな意味で、死が遠いものになってしまいました。

最近の楽しみの一つは近所を散歩することですが、猫がいるとつい立ち止まって見てしまいます。逃げない猫には、思わず挨拶もしています。

写真を撮ることもあります。特に神社にいる猫はおっとりしていて、逃げないのが多いと思います。家で動物を飼っていない方は、外にいる猫に話しかけてみてはいかがですか。

地方に住んでいる方は、動物を飼っている方も多いように感じます。福島県の友人宅はヤンチャな犬一匹と、猫が数匹います。うかがうたびに猫の数が変わっているので、今は何匹いるのか、よくわかりません。野良猫が家猫になったり、子猫が産まれたら、ご近所にあげたりと、とても大らかな飼い方をしています。うらやましい限りです。

田舎にいる犬や猫は本当に幸せそうです。行動があまり制限されていないからです。本来、動物とはこのように一緒に暮らすものだと思います。

しかし、今は、とても窮屈な飼い方を求められます。

猫は外に出さず、万が一に備えてマイクロチップを入れられている猫もいるそうです。確かに、迷子になったときには役立ちますが、それは野良猫を許さない環境でもあるからなのです。

もっと、動物とともに大らかな生活をしたいものです。かといって、ペットを人間の子どもと同じように扱うのもどうかと思います。

例えば、窮屈な洋服を着せて、着飾っても、それはその動物が望んでしたことではありません。おカネをかけることが愛情の証ではないように思います。

それより、動物と一緒に遊んであげることが一番だと思います。年を取った老犬や老猫は静かに撫でてあげるだけで十分ですが、遊びたい盛りのときは、思いっきり遊ばせたいものですね。

人間と動物は共存していく仲間です。どちらが偉いとか、上とか下ではなくて、地球に住まう同志です。

自然の変化を敏感に感じたり、霊的存在をも見抜けたり、動物のほうが勝っている点もあるのです。

何よりも、動物は見ているだけでこちらも穏やかな気持ちになります。仲良くしていきましょう。

NONSTRESS METHOD 33

気に入った服とラクになれる服を繰り返し着る

皆さんは何着ぐらい洋服を持っていますか？

そのうち、よく着る服はどれですか？

何回も着ている服が、あなたにとって心地いい服です。あなたの気分がラクになれる服なのです。

勤め人の方は毎日スーツを着ていると思いますが、休みの日はどういう格好をしていますか？　その中でも、気に入った服は繰り返し着ると思います。

ですから、仕事着の他にはたくさん服を持つ必要はなく、**気に入った服を繰り返し着ればいいと思います**。

私が現役のときは仕事着（ユニフォーム）をそのまま私服にしていました。夏は半袖・Vネックで、緑色のユニフォーム。冬はその上に白衣を着ていました。病院に住んでいましたので、朝起きたらその恰好をして、一日中過ごしていました。ちなみに、ユニフォームや白衣は支給されるので、洋服代はほとんどかかりませんでした。

「ずっとその恰好では、リラックスできないのではないですか？」と心配されたこともありましたが、不精《ぶしょう》な私は一日中同じ格好をしていればよかったので、とてもラクでした。

ビジネスマンの友人は「スーツを脱いで、ネクタイを外さないとリラックスできない」と言っていましたが、そういう人も多いかと思います。そうであるなら、なおのこと、リラックスできる服を選べたらいいですね。

今、私は自由業ですから、家にいるときはラクになれる服を着ます。主に、スポーツ用品店で買ったズボンやシャツが多いです。山の散歩や自転車用の服を普段でも愛用しています。

スポーツ用に作られた服は機能的で丈夫です。私はボロボロになるまで何年も着ています。おかげさまで、体形も変わらないので、長いものは三十年以上着ています。服装に興味があって、おしゃれな人は、毎年服を買い替えるそうですが、それはそれでいいと思います。

ただ、**ほとんど着もしない服を買わないことです。**衝動的に買って、あまり着ないでタンスの中……というのはお互いの不幸です。リサイクルに出すなどして、着ない服は断捨離《だんしゃり》をおすすめします。「あの服を着ないともったいない」と思うことは、ストレスにもつながりかねません。

もちろん、あまり着ないけれど、気に入っている服は捨てる必要はありません。人には思い出というものがあるからです。

私が高校を卒業したときに、母がとても高いシャツを買ってくれたことがありました。家計が厳しいことを知っていたので、「ずいぶん高いシャツだね」と思わず心配してしまいました。すると、母は「いいものは長く着られるから、かえって安くつくのよ」と答えてくれました。それから、何回も着ていますが、そのシャツはまだ現役です。

また、知人に「ずいぶんネクタイが長いですね」と言われたことがありましたが、そのときは父のネクタイをしていました。時代遅れだったかもしれませんが、私は気に入っているネクタイです。

人間は自分が気に入ったもの、心地いいもの、ラクな気分になれる服を着ると、一日が心穏やかに過ごせます。

ちょっとでも、**違和感がある服は無理して着ないことです。**

もし、とっても気に入った服があるなら、二つ買って、洗濯しながら、毎日着てみてもいいかもしれません。

服と同じで、靴も心地いい毎日を過ごすためには大切なものです。

仕事では男性は革靴、女性はヒールを履く人も多いようですが、どこか痛さがあったら、よくないと思います。もちろん、身体に悪いことは言うまでもありません。

足元の窮屈さは、姿勢のゆがみや、歩き方のゆがみを生みます。

心身の健康は、まず、きちんと元気に歩けることからです。

NONSTRESS METHOD 34

左右対象に身体を使う

人間には利き《き》手、利き足があるため、どうしても動かしやすいほうばかりを使ってしまいます。

しかし、**なるべく、身体は左右均等に使うことをおすすめします。**

例えば、腰痛は身体のゆがみから来ている場合もあります。いつも、片方の足に重心が乗っているとそれだけで、骨盤のゆがみが生じます。高齢者の方は海老のように腰が前に曲がっている方が多いのですが、実は左右どちらかに傾いている方も多いのです。

若いときから、左右均等に身体を使う習慣があれば、少なくとも、左右に傾くことはありません。

まず、カバンの持ち方です。例えば、右で五分、左で五分と左右均等に持つようにしてみましょう。**持ちやすい手ばかりを使ってはいけません。**

また、肩にカバンをかけている人もいますが、そのようなときは、カバンを横ではなく、前に持ってきたほうが、バランスが良いでしょう。私は、さらに、両手で抱えるように持っています。そうすれば、肩への負荷も減るのです。

一番バランスが良いのはリュックです。最近、ビジネスマンの間でも、リュックを持つ人が増えているようです。もちろん、TPO（時／Time、所／Place、場合／Occasion）で許されない場合もあるでしょうが、できれば背負うタイプのカバンが一番身体に良いでしょう。

ちょっとした癖で、肩の位置がずれ、骨盤の位置もずれてしまいます。電車の中で、座っている人の肩の位置を見ると、左右で高さが違う人がいます。整体やカイロで治療しても、普段の良くない習慣で、自分の骨格のアンバランスを作ってしまうのです。

また、足を組むことも、身体のバランスに良くありません。どうしても、組みたくなったらば、かかとをつけたまま、つま先を上げる運動をしてみてください。少し、気がまぎれるかもしれません。

いずれにしても、座っているときに骨盤が左右対称になるように意識するのです。意外と、片側に重心が乗っているときがあります。

手に関しては、足よりも利き手がはっきりしているので、反対の手でペンや箸を持つことは難しいでしょう。また、無理に両方使う必要はないと思いますが、利き手でないほうの手を無視しないことが大切です。その視点から考えると、両手でキーボードを打つことは、手にとっては幸いかもしれません。

何より、**片手で長時間スマホをいじっているのは、身体のバランスからいっても、好ましくありません。**せめて、両手で持って、身体の真ん中の位置に置いたほうがいいでしょう。

また、下を向いてスマホの画面をずっと見るのは、首に負担になります。ときには上を見るようにしましょう。

あと、気をつけなければならないのは、**食べ物を食べるときの噛み癖です。**私は左右均等に使うようにしていますが、皆さんはどうでしょうか？

まずは、虫歯などがないことが大前提です。歯に不具合があると、無意識にそこを避けて使うようになるからです。健康な歯と歯茎を保って、左右均等に使うようにしましょう。

噛み癖から来ている場合もありますが、顔の動かし方も、左右均等でない人が多いです。片方の頬だけを上げて、笑う癖はありませんか？　自分ではわからない場合が多いので、鏡でチェックしてみましょう。

右の口角を上げる。左の口角を上げる。順番にやると、上げにくい方があるかもしれません。そちらの側を意識して、動かすようにしてみましょう。


年齢を重ねるとともに、さまざまな習慣と癖が積み上げられてしまいます。

身体や顔のゆがみは、自分が作って来たものです。

整体や歯医者などの助けを上手に使いながら、自分自身の習慣でゆがみを直していきましょう。

NONSTRESS METHOD 35

人にすすめられたものは、とりあえず試してみる

私個人について言えば、持ちものは少ないですし、一度買ったら長く使うので、とても保守的な人間に見えるかもしれません。

あるいは〝ミニマリスト〟という位置づけになるのでしょうか。

しかし、自分で言うのも変ですが、とても新しいもの好きだと思っています。自分で探してまで、新しいものを買おうとは思いませんが、**人にすすめられたものは、とりあえず試してみようと思います**。もちろん、気に入らなければそれ一回きりですが、気に入った場合は、またそれを長く使います。それもまた一つのご縁だと思います。

例えば、友人が開発した頭皮にいいというシャンプーを十年近く使っています。

また別の友人が開発した水を良い成分にするエッセンスも、便利に使わせてもらっ

ています。

身体に良さそうなものは、とりあえず自分で試してみます。もちろん、個人差があるので、万人に効くものはないのですが、自分でそれなりの効果を確認できれば、人にすすめることもできます。

本当にいいものは、やはり他人にすすめたくなるものです。

今は、さまざまなモノが開発されますので、やはり自分で調べるには限界があります。**こんなときにネットより頼りになるのは、実は口コミだったりするのです。**


また、自分自身が医師をしながら、医療機器の研究開発をしていたので、創意工夫がされているものを見つけると、とてもワクワクします。何か不便なことがあると、ちょっとでも便利にしたくなります。

そういう工夫を仕事上でいつも考えていましたので、今でも生活をしながら、ちょっとしたアイデアが次々と出てきます。

残念ながら、それを実現する機会はほとんどないのですが、幸いにも頭の体操にはなります。

ですから、何か新しく開発されたものを見ると、どういう意図で、なんのために作られたのかを確認し、とりあえず試してみます。

最近のお気に入りは、メッシュ状になったアンダーウエアです。

雪山へ散歩に行くときは、保温と汗の蒸発を両立させることが大切です。このメッシュ状の下着はそれを可能にするのです。細かい説明は省略しますが、フランスの登山用品メーカーが開発したものです。

このときも、餅は餅屋という精神で、登山用品店のお兄さんのおすすめに従って、購入してみました。とても快適なので、山だけでなく、普段の日も愛用しています。しばらく山から遠ざかっている間に、さまざまな品物が便利になっていました。リュックもテントも寝袋も、軽量化して、品質が上がっているのです。

仕事においても同じです。スーツ、靴、カバン、名刺入れなど、いろいろなアイデアを施した、質のいい、あるいは便利な商品は人知れず存在します。同僚や仕事相手の方がすすめてくれたら、ぜひ使ってみてはいかがでしょうか。

結果、**これまで感じていたストレスや手間が省けるかもしれません。**

美容でも同じです。

化粧水、クリーム、シャンプー、石けん……あなたの気分をガラッと明るいものに変えてくれるかもしれません。

こういうときに、「今まで、これを使っていたので」とかたくなに変化を避けると損をしてしまいます。

使い慣れたものも、脇へ置く。

おすすめ品を一度試してみる。

こんな習慣、いかがでしょう。

NONSTRESS METHOD 36

テレビを見ない、新聞を読まない

私はテレビをほとんど見ません。

「ほとんど」と言ったのは、自宅にはテレビが一台あるので、時間に余裕があるときに、ドキュメンタリー番組などを見ることがあるからです。

新聞も購読していません。病院にいたときは、病院で読売新聞を取っていたので、ちらっとは見ていました。しかし、見出しを見るぐらいで、読む必要がないと思い、あまり読まずにいました。

新聞であてになるのは日付と天気図と株価ぐらいだと思っているからです。

情報は主にインターネットから取得しています。もちろん、ネット上の情報は玉《ぎょく》石混淆《せきこんこう》ですので、その取捨選択には自己責任が伴います。

しかし逆を言えば、**あらかじめ一方向に誘導しようとするマスコミの情報よりも、自分で情報を選択する自由があるのです**。そういった意味では、インターネットは私たちの大きな情報元になったと言えるでしょう。

以前ですと、永田町にある国会図書館に行かなければ見られなかった資料も、今は国立国会図書館のホームページから検索することができます。例えば、戦前の帝国議会の会議録まで、自宅のパソコンから読むことができるのです。

また、私は調べものがあるときは、各省庁のホームページを利用します。もちろん、国民に開示してよいものだけを載せているので、すべてではありませんが、新聞発表よりも、詳しい情報を読むことができます。

ときには、日本だけでなく、海外の情報も検索し、取得することがあります。そういった意味では大変便利になりました。

しかし、私がインターネット上の情報を取捨選択できるのも、読書による情報取得が基礎にあるからだと思います。ですから、皆さんにはまず、読書を習慣にすることをおすすめします。特に、若い人には「老眼になる前に、たくさん本を読んだほうがいい」とアドバイスしています。

ただし、「拾い読みをする」の項目でも申し上げたとおり、本の読み方は堅苦しく考えないほうがいいと思います。

まず、何を読むかは、直観とご縁です。

そして、どう読むかは、好みとタイミングです。

いずれにしても、どんなにインターネットが発達しても、紙媒体による情報取得というものはなくならないと思っています。

さて、私がテレビを見ず、新聞を読まない最大の理由は、その情報源がどこにあるかを知っているからです。世界のマスコミは、ロイター、AP、AFP、ドイツ通信社の全四社です。その四社が世界の情報をコントロールしているのです。日本のマスコミはその下請けにしかすぎません。

ですから、ニュース一つとっても、事実をどのように脚色して伝えるのか、方針は明確です。彼らは新自由主義者といわれ、世界を一つの市場としか見ていません。

彼らに国境や国益は関係ないのです。つまり、彼らは世界をグローバル化させ、人々に不安や恐怖を与え、従順にさせようとしています。

そのためにはニュース自体をでっちあげることさえあります。

皆さんは、9・11のニュースを見て、何か違和感を持ちませんでしたか？

ビルが倒壊する映像が、それこそユーチューブに残っていますが、まるで、解体工事のようでした。

情報を読み取り、活用する能力を情報リテラシーといいますが、今はそれが問われている時代です。

しかし、心配いりません。特に、小さい頃からネットに親しんでいる世代の人は、その情報リテラシーは高いはずです。

間違った情報は心にストレスやマイナスの感情をもたらします。

自分の直観で、虚心坦懐《きょしんたんかい》に情報と向き合ってください。

NONSTRESS METHOD 37

五感を鍛える

今まで、私が述べてきた習慣は、そのほとんどが「五感を鍛えるものだった」と言えるかもしれません。しかし、ここであえて、五感を項目として取り上げたのは、**「意識して」五感を鍛えることもしてほしいからです。**

さまざまな心惹《ひ》かれることに挑戦してみて、結果として五感が鍛えられたらいいのですが、現代人は昔の人ほど五感を使って生活をしていません。

そういった意味では、便利な生活というものは人間としての機能を犠牲にして、得ているものなのかもしれません。

まず、視覚です。

見るという行為は、まさに目を閉じていない限り、自動的にしている行為です。

しかし、視覚を大切にするには、むしろ、目を休めたほうがいいでしょう。

特に、現代人は近くを見過ぎです。スマホ、パソコン、テレビ……刺激が多いものを、近距離で見ているのはもちろん目に良くありません。

遠くを見たほうがいいというのはもちろんですが、目の筋肉を鍛えるには、上下左右に黒目を動かすことが有効です。また、少し焦点をぼやかすような見方もときどきした方がいいでしょう。その方が、全体的な雰囲気を見ることができます。**視力で見るというより、視覚で感じるということです**。天気のいい日は、大気中のプラーナも見ることができるかもしれません。


次に、聴覚です。

聞くという行為も休みなしかもしれません。寝ていても、かすかな物音で目が覚めることがあります。優秀な器官ですね。

また、臨終《りんじゅう》の間際、意識がないようでも、聴覚は最後まで機能しているといわれます。ですから、耳元で感謝を伝えるのはとてもいいことだと思います。

普段は聞こえて当たり前の生活をしていますが、聴覚はストレスに弱い器官とも言えます。突発性難聴はストレスから、わりと簡単になってしまう不具合です。ストレスが高いと自覚のある人は、耳鳴りになったら、気をつけてください。聞こえづらくなったら、すぐに医療機関に行くことをおすすめします。薬で緩和されることも多いのです。

いずれにしても、耳は意外とデリケートなので、**いつもうるさい空間にいる人は意識的に音がない生活も送ってください**。

都内でも鳥の鳴き声が聞こえたりするものですよ。

次に触覚です。

触覚は鍛えるというよりは、自分が心地いいと思うものを触ることです。子どもは五感が豊かですから、お気に入りの毛布やぬいぐるみが手放せなかったのです。大人も子どもの真似をしてもいいのではないでしょうか？　これを持っていると落ち着くというようなものがあれば幸いです。

もし、ないならば、**自分の手のひらを合わせてみましょう**。そして、三百回ぐらいこすってみるのです。静かな場所で行えば、手がこすれる音と、手をこすり合わせる触感を自覚できます。

これは、友人の並木良和さんから聞いた精神統一の仕方です。


次に味覚です。

味覚を鍛えるには、目と同じで、舌を休ませることが大切です。普段から外食など味が濃いもの、刺激的なものを食べていると味覚が鈍ります。**素材の味を楽しむには薄味が一番です**。究極的には、水の味がわかれば味覚が鋭いと言えるかもしれません。


最後に嗅覚です。

現代人が一番使わなくなった器官かもしれません。動物を見てください。安全な場所かどうか、まず鼻を使って確かめます。

食べ物にしてもそうです。たまには、賞味期限を見ないで、自分の鼻で腐っているかどうか、**自分の五感に従って、確かめてみてください**。

NONSTRESS METHOD 38

スケジュールを調整しない

医師として働いてきたときも、自由業として働いている今も、私はあまりスケジュール調整をしません。

全くしないわけではないのですが、スケジュールは自然に決まるものと思っているからです。

いつまでに何をしなければいけないという期限があるときは、もちろんそれに集中しますので、飛び込みの仕事は断ったりします。しかし、時間はあるけれど、あまり気乗りしない仕事は、「どうしようかな」と答えを保留したりするのです。すると、相手方から、「すみません、あの話はまた今度にしてください」などと、断りの連絡が入ったりします。

また、逆もあります。「是非、この人に会ってみたい」というお話が来ても、先約があると、お断りします。**基本的には物事の軽重より、時間的なものを優先するからです**。すると、先約があった相手方から「すみません、その日がダメになったので、日にちを延ばしていただけますか？」と連絡があったりするのです。

もちろん、いつもそうなるわけではありませんが、スケジュールはなるように任せるほうが多いのです。自分で、ジタバタと調整はしません。

スケジュールに振り回されては、ストレスは溜まるばかりです。

「スケジュールは神様が決めるもの」

そう言っていた友人の言葉を思い出します。

いつ誰に会う。
いつどこへ行く。
いつ何をする。

こういったことは、確かに人智を超えたものがあると思います。ですから、毎日の予定は大切にしているのです。

もちろん、私も人間ですから、気乗りしない仕事や面会もあります。でも、意味のないことは何も起こらないと思っていますので、常にそこから何を学ぶかだと思って、その予定をこなします。


では、すべて成り行きまかせ、すべて神まかせで、自分はボーッとしていればいいのでしょうか？　もちろん、違います。

そのご縁を引き寄せるために、**日々自分の器《うつわ》を大きくし、また、磨いていかなければなりません。**

森信三先生の有名な言葉に、「人間は一生のうち、逢うべき人には必ず逢える。しかも、一瞬早すぎず、一瞬遅すぎないときに」というものがあります。

実は、これには続きがあるのです。

「しかし、内に求める心なくば、眼前にその人ありといえども、縁は生じず」

求める心とは、「こういう人と出会いたい」というよりも、私にとっては「こういうことをしたい」という気持ちでしょうか。

そのために、努力をし、目の前のことに心を込めて一生懸命動けばいいのです。

そうすれば、あなたの成長にとって、最適な人が目の前に現れるかもしれません。

もしかしたら、それは気乗りのしない営業の仕事や苦手な相手との面会の中に、潜んでいるかもしれません。

ですから、無意味に異業種交流会で名刺を配る必要はないと思います。これまで集まった名刺にある名前をすべて覚えていますが？　すべてご縁になりましたか？

目の前の仕事やご縁を大切にしてください。

そうすれば、ご縁は自然と広がっていくと思います。

NONSTRESS METHOD 39

感覚を遮断する

前の項目で、目の前の仕事やご縁を大切にしてくださいと述べました。しかし、どうしても受け入れられない人や場所があるという人もいるかもしれません。それ自体が大きなストレスかと思います。

さらにそういうときは、数日前から気が重くなったり、夜に眠れない緊張を強《し》いられたりという状態になる人もいるでしょう。

私は比較的、どのような場面でも受け入れられるのですが、それでも、早くこの場から立ち去りたいと思うときもありました。それは、医療職をやっていたときなので、過去形です。今は自由業なので、おかげさまでありません。

当時、月に一回ある教授会に馴染めませんでした。簡単にいうと、雰囲気が重苦しいのです。それでも、出席の義務があったので、一応出ていました。はじめは、「早く終わらないかな？」などと、学生のような気持ちになることもありました。

しかし、そう思うとかえって長く感じるものです。

これは、朝礼や会議などで皆さんも経験があることだと思います。


そこで私が思いついたことは、感覚を遮断することです。

もちろん、居眠りをしたり、話を聞かなかったりするわけではありません。耳は話を聞いて、頭もそれを理解してはいます。言葉で表現するのは難しいのですが、自分が繭《まゆ》のような中にいて、どんなエネルギーを受けても、意識が重くならないようなイメージをするのです。

人間同士のやり取りはもちろん言語を介して行うのが基本ですが、実は目に見えないエネルギーもたくさん交換しているのです。

「気が合う、気が合わない」という表現も実に的《まと》を射ています。私たちにはそれぞれ、目に見えない「気」というものがあります。

考えが同じでも、気が合わない人もいれば、性格が全く違うのに、気が合う人もいます。これも皆さん、ご経験がおありでしょう。

それほど、**人間は敏感に相手の目に見えないエネルギーを感じ取っているのです。**

プライベートではまさに、気の合う人と友達になればいいのですが、仕事ではそうも言っていられません。当然、周りには気が合わない人もいます。

そういうときは、先ほどご紹介した、感覚を遮断するという方法を取ってみてはいかがでしょうか?

例えば、クレーム対応で怒っているお客様と接しなければならないときでも、丁寧に謝罪の言葉を述べなければいけません。また、真心を込めて謝罪しなければならないときもあるかもしれません。

それでも、あなたはあなたの繭で自分のエネルギーを守ってください。怒りや、不満のエネルギーにあなたのエネルギーを合わせる必要はありません。

上司に怒られているときもそうです。

他部署にお詫びの内線をしなければならないときもそうです。

気の強い後輩から意見を言われるときもそうです。

何がいけなかったのか、頭を使って、しっかり理解する必要はあるでしょう。しかし、それによって、**劣等感や無価値観のエネルギーを背負う必要はないのです。**行動が悪かったら、行動を改めればいいのであって、**あなたのエネルギーを下げる必要はありません。**

感覚遮断はイメージの問題です。

あなたのエネルギーを守るため、あなたが心地よくないエネルギーをどうか自分の中に取り入れないでください。

きっと夜も眠れるようになるでしょう。

NONSTRESS METHOD 40

「ありがたい」を口癖にする

この本の帯に**「中今《なかいま》を生きる」**というフレーズがあります。この言葉を初めて聞く方も多いことでしょう。

「中今」は神道で使われる言葉です。「過去と未来の真ん中に今があり、その今に意識を合わせて生きていきましょう」という意味です。

すべてのストレスは「中今」からずれることによって生じます。つまり、今をおろそかにして、過去を後悔したり、未来を心配したりするのです。

私がさまざまな著作の中で申し上げたい結論は、実はそれなのです。

この項では、習慣から着目して、「いかに中今を生きられるか」について述べてみたいと思います。

例えば、もし、過去のことを考えそうになったら、座っていないで、とりあえず掃除でもしてみてはいかがでしょう？

環境が許さなかったら、「37、五感を鍛える」のところでもご紹介した、手をこすり合わせるでもいいと思います。

とにかく、**禁物なのは暇をもて余すことです**。

私も幼い頃から、母から「小人閑居《しょうじんかんきょ》して不善《ふぜん》をなす。暇をもて余しているのなら、掃除でもしてなさい」とよく言われたものです。

もし、海で溺れている人がいたらどうでしょう。船が見えるところまで、必死に泳ぐと思います。なんで、自分だけ溺れたのか、どうしたら溺れずにすんだのかなどと、過去を後悔する暇はありません。今、泳ぐことに全力を尽くすと思います。これもある意味で「中今を生きる」の一例です。

未来に対する心配も同じことが言えます。もし、溺れているのなら、泳ぎきれなかったらどうしようと考えている暇はありません。今、必死に泳ぐだけです。

しかし、単純に忙しくすることが、中今を生きることではありません。「忙しい」とはまさに心を亡くすと書きます。

やることがたくさんあるのと、忙しいのは違うのです。

「あ〜、忙しくて、大変だ！」と言わずに、

「あ〜、やることがたくさんあって、ありがたい」

と声に出して言ってみてはいかがでしょう。

実は自分では意識していなかったのですが、人に言われて気づいたことがあります。それは、「ありがたい、ありがたい」が私の口癖になっていることです。しかも、ブツブツとひとり言のように言っているそうです（笑）。

ひとり言ですから、もちろん誰かに伝えているわけではありません。そして、聞こえないぐらい小さい声だと思います。それでも、本当にいろいろ些細《ささい》なことが日々ありがたいと思っているので、ついブツブツと言ってしまうのだと思います。

中今を生きる秘訣は、感謝をすることなのですが、誰に対して何を、と難しく考える必要はないと思います。

「ありがたい、ありがたい」

どんな場面でも言ってみる価値はあると思います。

もちろん心の中で結構です。例えば、急な仕事を振られたとしても、アルバイトのシフトの変更を頼まれても、そんなことは「有ることが難しい」のに起こったのです。

ピンチのときこそ、まさに「有り難い」です。

意味のないことは起こりません。

まさに、今日があるだけでありがたいではないですか。

「ありがたい、ありがたい……」

NONSTRESS METHOD 41

「中今」を生きることでストレスから自分を解放する

前項で、「中今を生きる」ことの大切さを述べました。

今を懸命に生きていれば、今に集中していれば、ストレスなど感じません。これが一番威力を発揮するのは、仕事をしているときだと思います。もちろん、子育てや介護も含めて、人が働くというときに、中今は大切です。

心がここにあらずという状態で仕事をすると、まず、時間が長く感じます。

勤め人の方は、「早く十八時にならないかな」と思って働いていると、かえって十八時はなかなかやってきません。

それに対して、集中しているときは、時間があっという間に過ぎていたという経験は多くの人が持っていると思います。

もちろん、中今の効果はそれだけではありません。**中今状態で仕事をすると、とてもいい仕事ができるのです。**

その理由は、意識が高いエネルギーをキャッチして、直観が冴えるからです。芸術家や発明家によく見られる特徴ですが、すべての仕事に直観力は必要です。むしろ、直観力を使わないで、自分の努力と経験だけで答えを出すには限界があると思っていいでしょう。

自分の決断がすべて経験に基づくものと思うのは、自由ですが、少々謙虚さが足りません。実は直観力にも助けられているのです。

中今状態に入るには、感謝が必要と述べました。仕事に関しても同じです。どんなに不平不満があっても、いったんそれは脇に置いて、**仕事ができていること自体に感謝してみましょう。**

まずは、仕事がある感謝。

支えてくれる同僚への感謝。

そして、身体が動く感謝。

それを支えてくれる周りの人への感謝。

そして、お客様への感謝。

感謝を数え出すと、いろいろありますね。

また、どういう眼鏡をかけて、自分の状況を見るかによって、同じ現実でも全く違った景色に見えます。こんなイメージ・トレーニングはどうでしょう。

自分の手でワッカを作り、それを眼鏡のように目に当ててください。その眼鏡には「感謝」というレンズがついています。

その眼鏡で人や景色を見ると、すべてがありがたく思えてきます。子どもの遊びのようですが、どうしても、気分が切り替わらなかったときに、やってみてもいいかもしれません。


もう一つは、直観を認識する方法です。

例えば、**何かいい考えが浮かんだときに、「これは私の考えではなく、○○が教えてくれたものだ」と仮説を立ててみましょう。**この○○には「神様」でも「天」でも「死んだお祖父ちゃん」でも誰でも結構です。そう思うと、そこにも新たな感謝が湧いてきます。

そうすると、「感謝をする→中今で仕事ができる→直観が冴える→感謝をする→中今で仕事ができる」という好循環が生まれます。


皆さんにイメージが伝わるように、「中今の図」を作ってみました。今に集中することで過去の後悔、怒り、妬《ねた》み、そして未来への不安、心配、恐怖などは自然に消えていくことでしょう。

好循環を生むにはちょっとしたきっかけです。

感謝の眼鏡で自分の周りを見てみましょう。

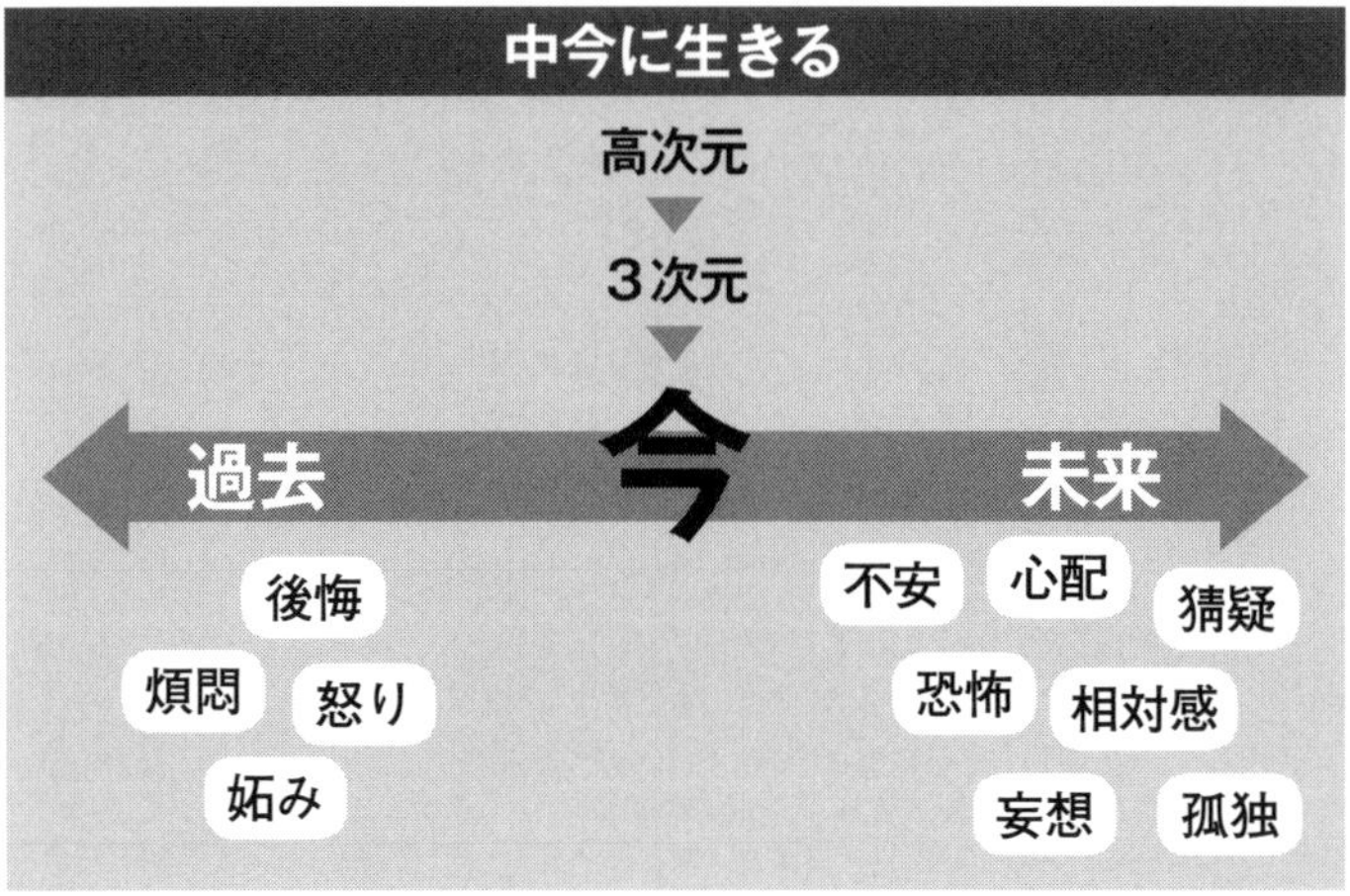

NONSTRESS METHOD 42

恐れをなくすために プロテクションする

すべてに感謝して、周りと調和して生きることは幸せなことです。自分がどういう眼鏡をかけて世の中を見るかで、自分の人生が変わっていきます。

しかし、現実的には日々事件や事故が起こり、自分が被害に遭わなくても、世の中が単純ではないことは感じられます。

例えば、身近なところで言えば、会社にものすごく攻撃的な人がいる。あるいは、お客様で、理不尽なクレームを言ってくる人がいる。

最近は近隣トラブルもよく聞きます。近所にアルコール中毒の人がいて、怖い。または、町内の秩序を乱す人がいる……。

さらに、広く見れば、国単位でも争いが絶えることはありません。どんなに、日本が平和を望んでも、軍事的な威嚇をしてくる国はあります。

昭和の時代、北方領土はロシア（ソ連）に、竹島は大韓民国に取られてしまいました。また最近では、中華人民共和国は領土拡張の意思をはっきりと見せ、あの手この手で日本を侵略してきます。沖縄の知人が言っていましたが、尖閣列島はすでに実効支配されそうになっているようです。


自分は、あるいは日本は周りと調和した生き方をしたい。

しかし、周りがそれを許さないかもしれない。

この矛盾をどうとらえたらいいのでしょう？

その答えは、**さまざまな方法でプロテクションをすることです。**


究極的には本当に調和が取れた世界がいつかつくれるとは思いますが、残念ながら、人間はまだそのレベルに達していません。ですから、自分が調和の世界をつくりつつ、無用な被害を受けない知恵が必要です。

しかし、恐れや怒りはいらないのです。

守りをするにも、軽やかな意識が必要なので、「防衛」ではなくて、あえて「プロテクション」と言っています。

例えば、身近なところに人格否定をしてくる人がいる。でも接触が避けられない場合は、前述したように、**感覚を遮断することがいいかもしれません**。

または、現実的な被害を受けそうなときは、然《しか》るべきところ、例えば、警察や行政の窓口に相談したほうがいいでしょう。私たちは国民として、さまざまなサービスを受けられるのです。使わない手はありません。

以前、私の友人で近隣トラブルに巻き込まれた人がいました。その人の家の隣にアルコール中毒の人が一人で住んでいて、怒鳴ったり、モノを壊したりするそうなのです。その人も、実際に、外灯や車のガラスを壊されて、被害届を出しました。その後、警察だけではなく、行政の福祉課、保健所、NPO法人、その地区の民生員などさまざまなところに連絡をして、地域全体で情報共有したそうです。

そして、自宅には防犯カメラをつけました。「やるだけやったら、すっきりした」そう言っていましたし、以来、被害はないそうです。

自然災害にしてもそうです。「怖い」と思って、恐れるのではなく、必要なことは備えることです。三日分の水や食料などを確保する。家の中で、家具などが倒れないようにする。**そうやって備えたら、むしろ恐れはなくしましょう。**

調和を望む私たちも、個人レベルでさまざまなプロテクションができます。恐れの気持ちから、プロテクションをするのではなく、備えをする感覚です。

最後に、国のプロテクションについて、少しだけ述べます。

個人レベルでできることは、少しでもまともな政治家を選ぶために選挙へ行くことです。安全保障は政治家がもっとも重視しなければいけない課題ですが、日本はそれが不十分と言わざるを得ません。

個人個人の意識が高まって、「国を守っているのは私だ」と思うことが、究極のプロテクションになるのです。

NONSTRESS METHOD 43

生活の仕組みを良くするために選挙へ行く

皆さんは選挙へ行っていますか？　選挙は市区町村議員、市区町村の首長、都道府県議員、都道府県の知事、衆議院議員、参議院議員を選ぶ、六種類あります。つい先日も、県知事選などの統一地方選挙がありました。

国民一人当たり、生涯で百回以上選挙に行かなければならないという計算もあります。実は、それぐらい身近なものなのです。

私は毎回、選挙に行きます。しかし、選挙区に投票したい候補者が必ずしもいるわけではありません。むしろ、消去法で選んでいます。しかし、消去法で選ぼうとしても、どうしても選べないときもあります。そういうときは抗議の意味も含めて、白票を投じています。

いずれにしても、選挙には必ず行きます。

選挙は日曜日に行われますので、その日に仕事や予定が入るときもあります。そういうときは不在者投票を行います。

今は、場所も増えて、とても利便性が高くなったように思いますので、予定がなくても事前にすませることもあるぐらいです。

選挙は国民の意思を表す大切な行為です。「私一人ぐらいが投票にいっても、世の中は変わらない」という人が多いのですが、私一人が行くことによって、世の中は変わるのです。集合意識というものはそういうものです。

「私の一票が日本を変える」と皆さんが思えば日本は変わるのです。

ですから、皆さんが持っている一票を無駄にしてはいけません。

また、そもそも政治に興味がないという人も多いと聞いています。「政治」というと、遠くなりますが、「政治」とは私たちの「生活」そのものを決める場です。幸せになるかどうかは一人ひとりの心にかかっていますが、**生活の仕組みをつくる**

のは政治です。ですから、私たちの生活がどのようになっていくかは政治次第といえます。その入口にある選挙はとても重要です。

私たちは買い物をすれば消費者として、税金を払えば納税者として、働けば生産者として、選挙に行けば有権者として、さまざまな立場があります。

つまり、私たち国民は日本という国をつくっている要素の大切な一つなのです。**私たちは日本のお客様ではなく、日本そのものなのです。**

日本そのものの私たちが、政治に対して意思を示さないで、誰が示すのでしょうか？　引退した高齢者ばかりが投票に行けば、その人たちだけの意思が反映された日本になるのです。また、何かの団体が組織票を投じれば、その組織の意向が反映された日本になるのです。

若い人たちにとって、輝かしい日本を創るためには、若い人たちが全員選挙に行って、投票することが必要です。

では、誰に投票すればいいのでしょうか？

もちろん、ホームページやパンフレットを見れば公約が書いてありますが、いいことしか書いてありませんので、あまり参考になりません。むしろ、公約を読む場合は、これをされたらイヤだという政策があるかないかでチェックするのはいかがでしょう？　百の良いことも、一つの悪行で台なしですから。

本来は、その人の話を直接聞くことが一番です。声、表情、全体の雰囲気は、話している内容より大切です。自分の直感を信じて、その人のエネルギーがどういうものかをチェックするのです。

もし、本人に会えない場合は、動画を見ることをおすすめします。写真は修正もできますし、写真だけではエネルギーがわかりづらいので。

「税金が高い」「ブラック企業がなくならない」「政治家が悪さばかりしている」という感情も立派なストレスです。

でもそのストレスをつくり出しているのは、あなた自身の「選挙に行かない習慣」かもしれません。

NONSTRESS METHOD 44

大目にみる気持ちでクレームを言わない

皆さんは満員電車の中で、足を踏まれたらどうしますか？

隣の人の肘が、お腹に当たったらどうしますか？

混んでいる電車の中ではお互い様ですが、思わずイラっとしてしまい、つい、舌打ちなどしていないでしょうか？

電車はさまざまな人が乗っているので、マナーが悪い人もいたりします。

例えば、混んでいるのに、大きいリュックサックを背負ったまま乗っている人。大音量で音楽を流している人。スマホに夢中になるあまり、扉をふさいで乗り降りの邪魔になっている人……。

マナーが悪い人を見ると、違和感がありますが、よほどでない限り、私は注意をしません。**大切なことは、イライラして、自分が不快にならないことです。**

例えば、酔っぱらっている人が誰かに絡《から》んでいて、その人が困っているようでしたら、もちろん助けに入ることはいいと思います。しかし、その際にも、怒りやイライラは不要です。

困っている人をただ助ければいいのです。

満員電車では皆、疲れていて、ときには殺気立っていることもあるかもしれません。しかし、その中で、自分だけ気分良く過ごすことはできるのです。

少なくとも、多少のことは目をつぶり、足を踏まれたぐらいで、舌打ちをしたり、文句を言ったりしないことです。かえって自分が疲れてしまうからです。

何かあっても、「大丈夫です」とさらっと伝えてあげましょう。

以前、満員電車の中で、「スマホが背中に当たっている！」と文句を言っている女の人がいました。「それぐらいのこと、気にしなければいいのにな」と思っていたら、なんと、相手の人が言い返したのです。

「当たってないわよ！　これくらいいいじゃない！」と。その後も、しばらく言い争いが続いたので、電車の空気はどんより……。私はせめて周りの人の気分が悪くならないように、電車の中を浄化していました。

製造業の友人の話では、この二十年、クレームは増え、中には悪質なものもあると言います。経年劣化やユーザーの誤使用まで、すべてメーカーの責任にされることもあるそうです。

もちろん、是々非々で対応するそうですが、最近ではSNSの発達により、誰でも意見を発信できるようになりました。そういった意味では、ネットで悪いうわさが流れないように企業の対応も複雑になるでしょう。

もちろん、不良品や対応のミスについて、企業に指摘をし、是正してもらうことは消費者として当然かもしれません。しかし、**多少のことは大目にみるというおおらかな風土のほうがお互い幸せです。**

百パーセントを求めて、細かなところに目くじらを立てる必要はありません。

「そういうことも、あるよね」

そう受け流してはいかがでしょう?

相手のミスを許すことは、結果として、自分のミスも許してもらうことにつながるかもしれません。私は昨今のクレーム現象を「許さない社会」と表現することがあります。本当に息苦しい世の中です。

この世の中を変えるために、**私たち一人ひとりが「許さない社会で許す」ことを実践するのです。**

レストランで注文していない料理が届いても、「私は○○を頼んだのですけれど、これも美味しそうだから、こちらで結構です」と言ってみたいですね。

食べ物を廃棄しないですみますし、店員さんもホッとするでしょう。

そして、お腹が空いた私もすぐ食べ物にありつけて、三方良しです。

許さない社会だからこそ、私たちはクレームを言わないようにしたいですね。

NONSTRESS METHOD 45

他人と比べない

私はとある講演会で、「どうしたら、自己肯定感を高められるのですか？」と、質問されたことがあります。

ところが、私はまず「自己肯定感」という感覚を持っていないので、「それは持っていなければ、いけないものですか？」と、逆に質問してしまいました。

すると、その人は「私は何をするにしても自分に自信が持てないので、自分を肯定していきたいのです」と質問の仕方を変えてきました。そこで、私はようやくこの人が、どこでつまずいているのか、わかったのです。

他人と比べているのです。

別の言い方をすれば、他人と比べた自分に対する期待値というものがあって、そこに到達していないので、悩むのです。

ですから、そのご相談に関しての返答は、

「他人と比べないで、何をするにも自分に集中すればいいのです。比べるものがなければ、高い低いは感じられないでしょう」

となります。

六歳のときに、私は初めてテープレコーダーで録音した自分の声を聞きました。自分が思っていた声と違っていて、ちょっと鼻が詰まったような声で、なんとなく嫌だなと思ったことを覚えています。これも、他人と比べた自分に対する期待値とのずれです。

こういう話でしたら、「気にすることないよ」と皆さん言うはずです。しかし、人生の悩みだと、そのようには考えられない人が多いのです。他人と比較しなければ、実は、ほとんどの悩みは解決するにもかかわらず……。

私は母から繰り返し言われたことがあります。

「他人は関係ない。あなたは人と比べる必要はない」

ですから、私は全く他人のことを気にしない、ある意味、自分勝手な子どもでした。もしかしたら、迷惑をかけていた部分もあるかもしれませんが、自分ではそう思っていません。

まさに、他人がどう思うか、気にしていなかったのです。

また、大正生まれの両親も、他人の目を気にするような人ではありませんでした。家は貧しかったのですが、それを卑下《ひげ》するようなこともありませんでした。

あるとき、母が大家さんに、こっぴどく怒鳴られている場面を見てしまったことがあります。しかし、母は全く表情を変えずに、馬耳東風《ばじとうふう》だったのです。

子ども心に、「お母さんは全く気にしていないな」というのがわかりました。親が範を示してくれたので、私はそういうものだと思っていました。

ですから、私も誰に何を言われようとも、気にしません。人にはそれぞれ価値観があるので、その違いが生じているのだと思うだけです。

他人との比較は、あなたの健やかな心を阻害しかねません。

会社でも、バイト先でも、自分と周りを比較する必要はないのです。

私にとって他人と比べないことは、子どもの頃からの習慣です。しかし、大人になってから、突然しようとしても、難しい人もいるかもしれません。

そういう人は、誰か身近な人にこのセリフを言ってもらうといいでしょう。


「他人は関係ない。他人と比べる必要はない」


もちろん、ひとり言でもいいのです。

言霊《ことだま》は必ず、あなたの心身に浸透し、習慣になるでしょう。

NONSTRESS METHOD 46

大きな声を出さず、相手のボリュームに合わせる

日本人はあまり大きな声で話さないといわれています。

もちろん、個人差はありますし、育った環境もあるでしょう。特に、話し方や言葉遣いは、親からの影響が大きいかと思います。

しかし、普段は静かな声で話している人も、怒っているときは大きな声になったりします。ですから、怒らない習慣をつくるにはまず、「むやみやたらに大きな声を出さなければいいのではないかな」と思います。

もちろん、子どもが危ないことをしているときや、うるさい現場で指示を伝えるときは、目いっぱい大きな声を出す必要があります。

しかし、単純に人と話しているときや、議論しているときは、少なくとも相手の

声のボリュームに合わせたほうがいいでしょう。特に、議論しているときに、声の大きな人が勝つというようなことに陥らないためにも、冷静な話し方が求められると思います。

大きな声で議論すると、不思議なもので、だんだんカッカと興奮してきます。おそらく、自分の声に、感情のほうが反応してしまうのでしょう。

怒らないためのハウツーとして、深呼吸をするとか、六秒数えるなどが、よく紹介されています。もちろん、それも有効だと思いますし、自分に合ったものを複合的にやってみることもいいでしょう。

しかし、怒ってしまった心を鎮《しず》めるよりは、最初から怒らないほうが得策なわけです。**それには日頃から、穏やかな声で話し、自分の声で自分を落ち着かせるのです**。自分とは三百六十五日、死ぬまで、ずっと付き合っていくのですから、自分の声で自分をイライラさせては損です。

また、普段は穏やかなのに、酒を飲むとしまうと、やたら声が大きくなる人もいます。これは、普段、抑圧されていたものが解放された現象の一つだと思います。

いずれにしても、普段の状態と比べてあまりにも落差があると、ちょっと残念な感じがします。

一番理想的なのは、酔っても普段の自分と変わらないことです。明るい人は明るいまま、静かな人は静かなまま。とにかく、明るくても静かでも、酔っていてもいなくても、**自然体であることが人間にとって、一番ラクな状態です。**

酔っぱらうと、いつも大きな声を出して騒いでしまう人は、酒を飲む前に、誰かに頼んでおきましょう。「もし、うるさくなったら、注意してね」と。

皆で酔ってしまったら、誰も注意してくれませんが、そういう可能性があるときは、冗談半分で店の人に頼んでおきましょう。

大変僭越《せんえつ》ですが、私が一番素晴らしい話し方だと思う方は、上皇・上皇后両陛下です。私が東大病院に勤務しているときに、間近で接しさせていただきましたが、とにかく、静かにお話になるのに、とても迫力があるのです。もちろん愛情深い話し方をされます。

そして、上皇陛下はご年齢に反して、とても若々しいお声をされているのです。

きっと、ご幼少のみぎりから、大きな声をお出しになったことがないのだと思います。また、上皇后陛下の言葉遣いは、とても美しく、上品です。

「ありがとう」

その一言にも、本当にお気持ちがこもっているのです。

私たちにはお手本となるお方がいらっしゃるのに、近年の日本人は言葉や声を大切にしているとは思えません。

もちろん、言葉遣いにはＴＰＯで変化がありますが、声の質はいつでも良い状態に保つことができます。

まずは、大きな声を出さないで、相手のボリュームに合わせて話してみましょう。

NONSTRESS METHOD 47

湯船につかる

日本人は風呂好きな人が多いことで知られています。水が豊富な国ならではで、大変ありがたいことです。東京都内も掘れば、どこからでも温泉が出てきます。実際、ここ数年で温泉施設が増えています。

私は東大病院に住んでいた頃、日々シャワーを浴びるだけでした。湯船もあったのですが、真四角で、小さなものだったのです。ですから、ほとんど湯船は使いませんでした。

退官して、今のところに引っ越してからは、毎日、湯船につかるようになりました。足が伸ばせる贅沢な広さになったからです。還暦を過ぎた身体には、このようにリラックスすることが大切なのだと、改めて気づきました。

若い人は賃貸物件に住んでいる人も多いでしょうが、最近はほとんどバス・トイレ付きだと思います。もし、どんなに小さくても湯船があるなら、毎日入ることをおすすめします。冬はもちろん、夏でもです。

最近は銭湯も少なくなりましたが、近所にあれば、たまには大きな湯船もいいでしょう。健康ランドもいいですね。出張先でゆったりと湯船につかるのもサラリーマンの贅沢な時間です。最近、ビジネスホテルでも、天然温泉に入れるところが増えてきました。

私は山の散歩の後、温泉へ行くのが楽しみの一つです。ほどよく疲れた筋肉をほぐすのに、風呂は最高です。

湯船につかる効用は身体の回復だけではありません。頭と心を緩めることにも、非常に効果的です。

とにかく、ボーッとして、何も考えない時間が大切です。

私自身は瞑想《めいそう》やヨガをしないので、湯船につかっている時間に、頭をカラにします。頭がカラになっているということは、心にも余分なものがない状態です。現代人は、何をしているときでも、頭で何か考えているといわれています。

ですから、**一日一回、数分でもいいので、ボーッとすることを習慣にしましょう。**

それには風呂を利用するのが最適なのです。


また、私自身、もう一つ風呂のときに、していることがあります。

それは身体への感謝です。

風呂のときだけでなく、いつも事あるごとに身体への感謝はしているのですが、湯船で自分の身体を見ると、「よく動いてくれるな……」と心の底から感謝の念が湧いてくるのです。


皆さんは身体を自分そのものと思っていませんか？

身体は皆さんの魂を乗せた乗り物です。

つまり、皆さん自身が運転手で、身体は車にすぎないのです。そうすると、自分と身体に少し、分離感が出てきます。身体を自分とは別の対象物としてみると、かえって感謝の気持ちが出てきます。

身体を自分そのものと思っていると、暴飲暴食をしたりして、大切に扱わないかもしれません。

あの世へ帰るまでの乗り物だと思うと、大切に扱おうと思えませんか？

例えば、湯船につかりながら、右手をボーッと眺める。その手は自分自身ではなく、天からお借りしている手です。そう思うと、「今まで〇〇年も、文句も言わず動いてくれて、本当にありがとう」という気持ちになるのです。

特に、心臓の中心を意識して、感謝を伝えましょう。

胸に手を当てて、こんな感じで言ってみてはいかがでしょう。

「二十四時間三百六十五日、ありがとう。あの世へ帰るまで、よろしく」

NONSTRESS METHOD 48

扉は静かに閉める

日本には「道」がつく文化・武道がさまざまあります。例えば、茶道・書道・花道・剣道・柔道・合気道……などなど。

それらには、長い年月をかけて「型」ができ上がります。もちろん、それぞれに意味があるのでしょうが、伝承されるときは、「型」の伝承が優先されます。

俳優の樹木希林さんが晩年に出演されていた『日々是好日《ひびこれこうじつ》』という映画では、茶道をならう女性の成長が描かれています。若いときにはその「型」を覚えるだけで、精いっぱい。「どうして、こうするのですか?」と質問しますが、先生役である希林さんはこう答えます。

「なぜだか、わからないけれど、こうするの。昔から、こうやっているの」

私はこのやり取りがとても、微笑ましく感じられました。若い人はとかく、その意味を知りたがります。仕事でもそうです。

救急の現場で、何かを指示すると、皆、迅速にそれに従います。しかし、後から「どうして、こうするのですか？」と聞かれることもありました。もちろん、意味を知ったほうが、早く身に着いたり、効率的であったりするかもしれません。

しかし、**「型」の意味を自分で気づいたときには、深い学びがあるのです。**

私が尊敬申し上げている方に、黄檗賣茶流《おうばくばいさりゅう》の代表理事をされている中澤弘幸《なかざわひろゆき》さんがいらっしゃいます。中澤さんの所作は大変美しいのですが、手の動かし方について、興味深いことをおっしゃいました。

「まず、目で取って、身体で取って、最後に手で取ります」

そういった所作を茶道の「型」の中で、お弟子さんたちは身に着けていかれるのだと思います。

私は「道」がつくものを何も身に着けていないのですが、自分の一つひとつ動作には意識を乗せるようにしています。例えば、手でコップを取って、口元にコップを持って来て、水を飲むなど、一連の動きを意識的にするのです。これは仏教の修行にもあるそうです。

ですから、**テレビやスマホを見ながら、食事をするというのは感心しません**。動作の意識化は「中今を生きる」ことにつながります。

一つひとつの動作を大切にすれば、過去や未来を考えている暇はできません。今という瞬間をできるだけ大切にするのです。自分の動作がおろそかになっているときは、心が留守になっているときです。

例えば、**扉を閉めるときはゆっくり閉めて、確実に閉まるまで、手を放しません**。さっと手を放して、バターンと大きな音を立てて閉めるのは、自分の動作が途中で終わっているように感じるからです。何事も、あわてずに、ゆっくりと動きたいと思っています。

また、動作の意識化とともに、心を残すことも大切だと思います。

弓道では矢を放った後に、しばらく動かずいます。まさに、残心の状態です。

救急の現場にいたときは、まさに一分一秒を争う場面もある職場でしたが、日常生活はゆったりしています。かえって、そのほうが瞬発力も出るのかもしれません。私も新幹線に乗ろうとしているのに、遅れそうになったならば、ときには走ることもあります。

しかし、普段はなるべく時間に余裕を持って動くようにしています。寝坊してお得意様との待ち合わせに遅れそうになると、「こういうときに限って電車が遅い」など、普段は感じないストレスを抱えます。

心が焦ると、「中今」からズレが生じます。

ゆっくりと靴を履いて、ゆっくりと扉を閉めて、しっかりと鍵を閉めたら、ゆっくりと歩き出しましょう。

一つひとつの動作に意識を乗せると、心が静まります。

NONSTRESS METHOD 49

頭と心のバランスを取る

私が最初に出した一般書は『人は死なない』というタイトルでした。

タイトルに込めた意味は、「肉体が滅んでも魂は生き続ける」という、古来の日本人の死生観を表したものです。

また、もう一つ、「現代人はあまりにも死から遠ざかり、人が死ぬことを忘れ、人は死なないと勘違いしている」という揶揄《やゆ》も含んでいました。

私は何も新しいことを言っていないのに、なぜか、「スピリチュアル」のコーナーに置かれるようになりました。

これは、日本人の死生観が、明治維新とGHQの占領政策によって、崩れたまま、取り戻せないでいることの証明でしょう。

私は、「死んだら無になってしまう」と思っている人が多いことに、驚きを隠せません。

「なぜ、魂があると思うのですか？　根拠はなんですか？」

と聞かれることもあります。

根拠はありません。

なぜだかわかりませんが、そう感じるのです。

『人は死なない』でも最後に申し上げた結論は、**「理性と直観をバランスよく使う」**ということでした。

理性、つまりさまざまな文献を読んだり、自分で論理的に考察したりすることも大切です。しかし、それだけでは、真理にたどりつかないのです。

最後は自分の心に聞く、つまり、直観を使うのです。

それで、出した答えは自分自身の答えです。人と違うかもしれません。しかし、それでいいのだと思います。

他人を否定せず、自分の感覚も否定せず、自分の答えを信頼するのです。

例えば、急いでいるときに道に迷ったとしましょう。先の道は二手に分かれています。あなたは右に進みますか？　左に進みますか？　それ以前に、スマホを開いてMAP機能で調べていませんか？

例えば、通勤中に電車が止まったとしましょう。車掌さんが「しばらくお待ちください」と言っています。あなたはそのまま待ちますか？　それとも乗り換えますか？　それ以前に、スマホを開いて乗り換えアプリで調べていませんか？

明治維新以来、約百五十年間、日本人は頭を使って、論理思考を優先するようになりました。科学的に証明されることを真実と思い込むようになったのです。

しかし、科学的とはどういうことでしょう。ある事象を見て、そこから仮説を立てて、繰り返し実験をして、その仮説の確かさを証明していくことです。ですから、「Aさんが Bさんを好き」ということなどは科学的に証明できません。しかし、証明できないからと言って、ないことにはなりません。

このように、**世の中には目に見えないことや、証明できないことがたくさんあります。だからといって、それらをすべてないことにはできません。**

江戸時代までの日本人はもっと、感性が豊かだったと思います。目に見えないことも、自分の感性でとらえていました。もちろん、理性も知性もあったでしょう。つまり、バランスが取れていたのです。

証明できないことは信じない、などという了見のせまいことは言わず、どうぞ目の前のものを虚心坦懐にとらえてください。頭と心をバランスよく使ってください。

特に、これからの時代は、日本人のそのような感性が世界の手本になると思うのです。

その根拠はありません。

なぜなら、それは私の直観ですから。

NONSTRESS METHOD 50

「ただいま」と言って、眠る

夜の習慣は朝と同じです。

寝る支度ができたら、神様や花に「おやすみなさい」と挨拶するのです。

かつての私はそれで、眠りについていました。しかし、数年前からそれに「ただいま」をプラスするようになりました。

保江邦夫先生が面白い話をされていたからです。

それは、「どうしたら、天国に行けるか？」という話です。

保江先生も私も、死んだら魂が肉体から抜けて、あの世へ行くと思っています。

つまり、私たちの魂はこの世とあの世を行ったり来たりするのです。

では、私たちはどうしてこの世に来るのでしょう？

それは意識の進化のためと、私は思っています。

あの世……つまり高次元の世界は、三次元のような制限がないので、なんでも思い通りになるといわれています。

例えば、この世では東京から大阪へ行きたいと思ったら、おカネを払って新幹線のチケットを買い、二時間半ほど新幹線に乗らなければいけません。ところが、高次元では、大阪へ行きたいと思ったら、もう着いているのです。「○○が欲しい」「○○になりたい」と思えば、その通りになるのです。

その世界は争いがなく、調和が取れているとも言えますが、学びが少なく、退屈と思われるかもしれません。

もしかしたら、宇宙創成の神様は完全調和が退屈すぎて、少し次元を落として、さまざまな世界を創ったのかもしれません。

つまり、三次元のこの世は、神様が退屈しのぎに創られた世界と考えることができます。

そうであるならば、この世でしか体験できないことをたくさん体験し、意識を進化させて、神様に報告するためにあの世へもどるのです。

ですから、**古くより私たちは神の分《わ》け御霊《みたま》といわれるのです。**

赤ん坊がこの世に誕生するとき、「おぎゃー」と泣きますが、本当は「行ってきます！」と言っているのかもしれません。

そして、死ぬときはあの世へ帰るときです。

だからこそ、保江先生は「ただいま！」と子どもが遊び疲れて家へ帰るような気持ちで、あの世（天国）へ帰りましょうと言っているのです。

しかし、死は突然来ます。

ですから、その練習をするためにも、寝る前に「ただいま！」と言って、眠りましょうと話されていました。

人は事故や病気で死ぬのではなく、持って生まれた寿命で亡くなります。
自分で決めてこの世に来ていますが、ただ忘れているだけです。

寿命を健《すこ》やかに全うするためにも、この世での体験にすべて感謝し、「中今」を生きたいと思っています。

日々を心穏やかに過ごすために。
そしてストレスを抱えないために。

皆さんも、「おやすみなさい」「ただいま」を、さっそく眠りにつく前の習慣にしてみませんか?

おわりに

「習慣やふるまいを整えることによって、心を整えることはできないか」ということがこの本のテーマでした。そこで、普段、私がしていることをいろいろ書きましたが、ずいぶんプライベートなことも、ご紹介してしまいました。

私が何気なくしていることも、編集担当の方に「それは面白いです」と言われ、つい書いてしまったのです。

五十項目すべてが、皆さんの参考になるとは思いませんが、何か一つでも二つでもピンと来るものがあったら、是非、継続していただきたいと思います。

なんでもない当たり前のようなことでも、徹底して継続すれば、自分の揺るがない軸になるからです。

なお、この本を多くの方に手に取っていただきたかったので、担当者と相談して、インパクトのあるタイトルになったことをご容赦ください。

「あらゆるストレスが消えていく」というのは大げさかもしれませんが、私自身にストレスがないのは事実です。何か大変なことがあっても、それをストレスと思わないだけかもしれません。

そもそも、「ストレス」という言葉は戦後に入ってきた言葉です。それまでは、「外からの刺激による負荷で自分の心身に不調をきたす」ということを定義する言葉がありませんでした。言葉がないので認識もできません。

つまり昔の人はどんなに苦しい環境にいても、お迎えが来る日まで、ただ生き抜くしかなかったのです。明日のことなど思いわずらう暇もなく、中今に生きていたのかもしれません。

昭和の中盤から平成にかけて多くの人が「ストレス」に悩みました。

しかし、「ストレス」という言葉から解放されて、「それってなんだっけ?」と言える時代にしていきたいものです。令和という新時代では、私たち一人ひとりが自分自身で自分の心を整えていきましょう。

それにはまず、行動。

そして、それを繰り返すことによって、習慣化するのです。

人を変えることは難しいですが、自分を変えることは簡単です。なぜなら、自分の行動を決めるのは自分だからです。

矢作直樹（やはぎ なおき）
東京大学名誉教授／医学博士

1956年、神奈川県生まれ。1981年、金沢大学医学部卒業。その後、麻酔科を皮切りに救急・集中治療、内科、手術部などを経験。1999年、東京大学大学院新領域創成科学研究科環境学専攻および同大学工学部精密機械工学科教授。2001年、東京大学大学院医学系研究科救急医学分野教授および同大学医学部附属病院救急部・集中治療部部長。2016年3月に任期満了退官。著書には『人は死なない』（バジリコ）、『天皇』（扶桑社）、『おかげさまで生きる』（幻冬舎）、『天皇の国 譲位に想う』（青林堂）、『自分を休ませる練習』（文響社）、『日本史の深層』（扶桑社）、『日本歴史通覧 天皇の日本史』（青林堂）など。
公式ウェブサイト http://yahaginaoki.jp/（「矢作直樹」で検索）

あらゆるストレスが消えていく**50の神習慣**

著者　矢作直樹

令和元年6月1日　初版発行

装丁　森田直／積田野麦（FROG KING STUDIO）
校正　松森敦史
編集協力　赤尾由美
編集　岩尾雅彦（ワニブックス）

発行者　横内正昭
編集人　青柳有紀
発行所　株式会社ワニブックス
〒150-8482
東京都渋谷区恵比寿4-4-9えびす大黒ビル
電話　03-5449-2711（代表）　03-5449-2716（編集部）
ワニブックスHP　http://www.wani.co.jp/
WANI BOOKOUT　http://www.wanibookout.com/

印刷所　株式会社 光邦
DTP　株式会社 三協美術
製本所　ナショナル製本

　ISBN 978-4-8470-9806-2